AQUARIUS

AQUARIUS

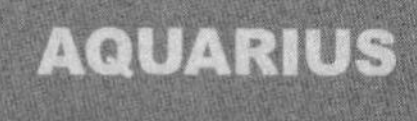
AQUARIUS

AQUARIUS

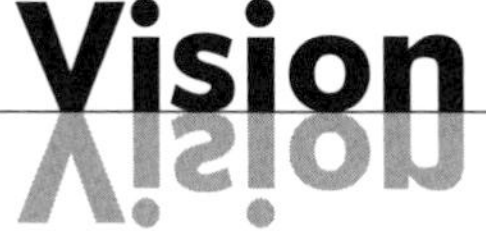

一些人物，
一些視野，
一些觀點，
與一個全新的遠景！

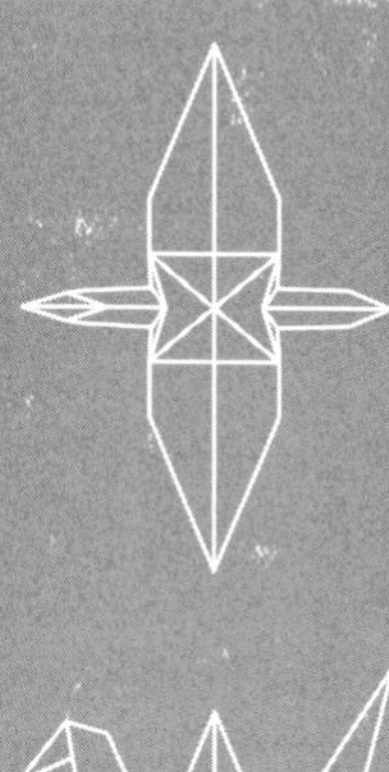
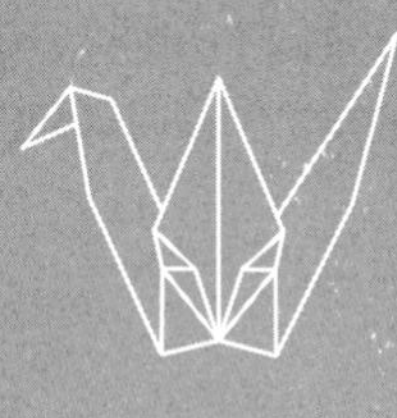
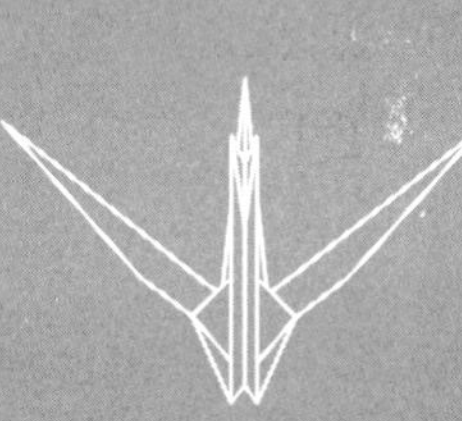

死亡如此靠近

新修版

——原來，靠近死亡之處，那裡是愛。

蘇絢慧

知名諮商心理師
悲傷療癒專家

將此書獻給愛的源頭——主上帝。

我思念及深愛的父親。

扶持我長大成人的姑媽全家。

以及所有用最後生命與我交會的病人及家屬們，

願您們在世的愛及勇氣流傳於人間，永不止息。

目錄

【新版序】再回首，原來靠近死亡之處，那裡是愛

《死亡如此靠近》是我寫作生涯上的第一本書，開啟了我往後心靈療傷主題的書寫之路。雖然已是十二年前的作品，在我生命中，卻有非常重要的意義。所以即使舊版已停版些許時日，在寶瓶文化公司社長亞君的邀請下，我們合力再版這本書，希望創造出此書的新價值、新生命，及新意義。

當年，書寫這本書時，是我在安寧病房工作的第三個年頭。那時，我即將滿三十而立之年，而今，我已年過四十，步入中年。十二年間，我的生命受了這些病人生命的啟發，有了不同層次對生死的體悟，也學習和生命深入的對話。同時，我走過了自己人生的高低起伏，經歷了許多身分、角色、生活型態、生命經歷的轉變，回首這一路走來，感觸十年的生命歲月，真的就像眨眼瞬間，流逝飛快。卻又同時感謝上天的仁慈，在生命的道路上，再如何的艱困難行，痛苦難熬，也總有幫助，總有支持，總有不同的出路及獲

得。

因此，這本書的新版，有了我走過十二年的生命歷練後，再和書中生命故事的再對話，再領悟。當初，我是一位剛踏進臨終照顧領域的社工師，年輕、熱情、充滿接受挑戰的勇氣，因著第一次真實接觸生命也靠近死亡，開始明白了人生真實的苦痛，也真正體會到生命的難。在無力逆轉死亡到來的巨大黑影下，我學習了臣服、謙卑，也學習了慈悲和溫柔以待生命。

生命的苦痛，該如何解決？生命堆積的怨氣悔恨，該如何化解？在死亡面前，苦痛、悲傷、悔恨、遺憾、恐懼、糾結，總是來得強烈與龐大。生命過往走過的痕跡，因著死亡的靠近，而無法再隱藏與再閃躲，赤裸裸的提醒著人們，走過生命一趟，死亡究竟是恩寵？還是成為最巨大的傷痛？讓人不得不對死亡多了些敬意，或許，死亡的存在，總是告訴著我們：生命有限，我們如何才能來得及在死亡之前，完整而靜好的實現了自己所希冀的人生。

若說我的生命經過了臨終場境，最大的改變與醒悟是什麼？那無疑是，讓死亡放進我生命該存在的位置。我知道死亡會到來，我知道生命有限制，我知道生命的最終時刻是靈魂的告別與人世的捨下，因此我學習開始有意識的看待生命，有意識的實現自我，也有意識的善待自己和他人，為求自己的善終及善別，我也需要學會善生。

這是生死之間給我的觸動。死亡並不遙遠，而生命，因為有了與死亡的對話，而更顯出意義，也更加深刻。而我見到的最大意義與領悟，莫過於——愛。因為愛，我們難以不帶情感的離開人間；因為愛，我們感受生命的難捨及難離；但也因為愛，我們學會了放手，與祝福。最後，因為愛的牽引，我們療癒了傷痛，真實的與生命的苦痛和解，真正的領會了，穿越了苦痛，明白唯有愛，是生命的終點。我們不再只是畏懼死亡的發生，而是領受到，即使是生死告別，因愛存在，我們仍能選擇美麗的告別，溫暖及恬靜的善了此生的情緣。

【舊版序】每天，我與自己的死亡更靠近

死亡，始終是生命的對照詞，它被摒除在生命之外。活著的時候似乎不要想到死亡才對，青年人接觸死亡太早；老年人談論死亡太沉重，死亡終究是神祕的。我們不只厭惡死亡，甚至以恐怖、驚駭、醜陋、無益來看待它，任何牽連到死的人、事、物，我們都應加以迴避。這樣的隱藏死亡，便是希望自己不會被死亡盯上。

然而，死亡是被包含在生命之中的。生生不息的生命，因為死亡而有了替換，且讓生命的實現推向極致，讓人經由死亡洞悉生命的真諦與價值。沒有一個人會不死，死亡未曾因誰否認而沒來赴約。在我還小的時候，就有機會窺探死亡；寵物的死亡、親人們的死亡、老師女兒的死亡、教會會友的死亡，正因為如此，我知道每一個生命都有結束時，也知道它來的形式都不一樣，一切皆很難預料與掌握。

長大之後，在社工師的專業工作中，我照顧許多被稱為臨終或死亡邊緣的病人，事實上，他們教導我的遠比我所能給他們的來得多。他們像極勇士去面對死亡，嘗試告訴活著的我們死亡城的樣貌及如何跨越。與他們生活、與他們相處的日子，我未曾因死亡的發生而讓自己看輕生命，或讓自己整日意志消沉，反而，總是學習如何面對生活、調整自己的生命態度及珍惜自己所擁有的。

死亡何以會這麼震撼人心呢？或許是因在每一個人的內心最隱密處都明白，有一天死亡會臨到自己，也許一樣的情況、一樣的場景。我當然也如此撼動過，我知道有一天我會死，或者我所愛的人會比我先死，我對死亡來的時間無法抓到一個準，但總希望死亡來到時，不要像是沒有真正活過，畢竟，過了一天，我們就離自己的生命終點更近一些。

這本書是我在生命歲月中的某些年擔任社工師時，在安寧病房工作中的生活札記，有歡笑、有淚水、有掛慮、有成長。每天面對著人世間的生離死別悲歡離合；面對病人及家屬的痛苦與掙扎，感觸一直在心頭。寫下來除了為自己的生命留下些足跡，我期待能告訴更多人關於生命勇者與智者的故事，期待人們能發現死亡並不像我們所想的完全無益處，陪伴臨終病人也非是恐懼之事，唯有正視死亡，將死亡放置在它應該的位置，我們才能活得自由，活得充實。

或許我還想嘗試說說自己的陪伴經驗，期待能呈現病人的真正想法及他們的需要，對他們來說成為病人是真實的；真實的感受、真實的想法。他們的聲音需要被了解、被聆聽、被接納，難以否認的是現在的社會或醫療環境中，不少人仍視他們為問題；一個需要被糾正或被教導、被要求的人，使得病人在人群中退縮、沉默，或將自己隔絕開來，更別說體會到愛。

為了保護當事人，病人及家屬的名字都是經過更改。一些故事已於報章刊登過。願你在閱讀的同時他們生命的故事能得到紀念。

雖然死亡看似毀滅一個人，
但對死亡的意識卻也會拯救了他。

——歐文·亞隆

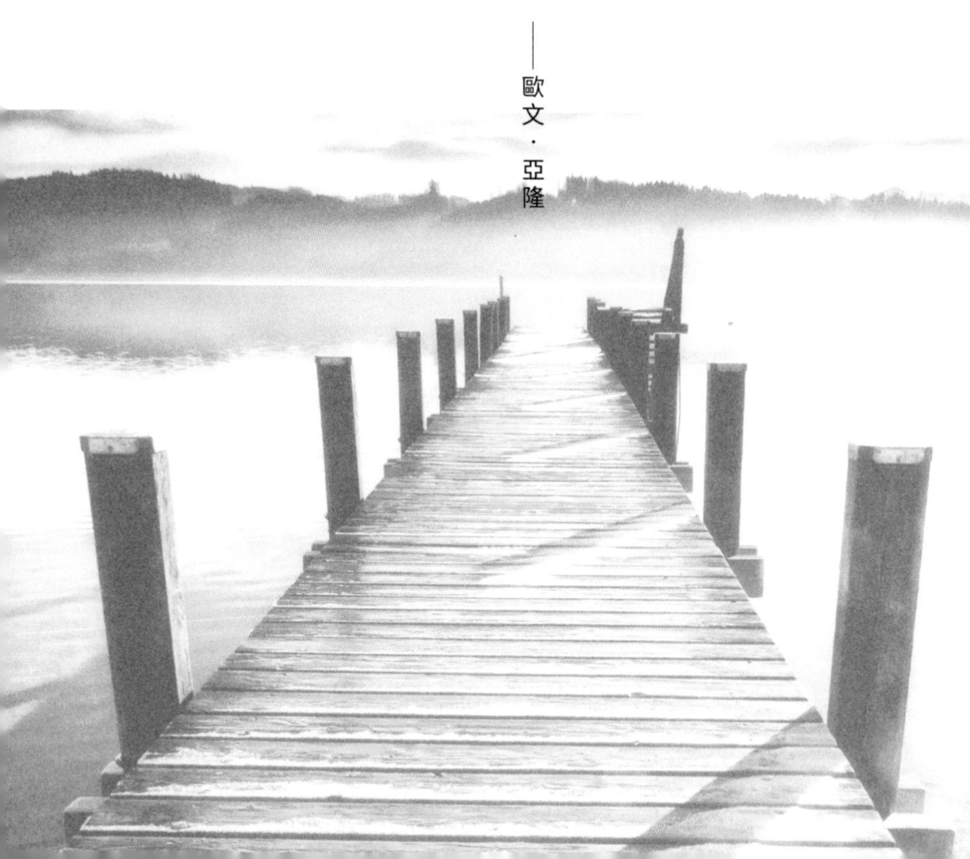

病房只剩下我和那兒子，他不再哭，抬起頭來望著母親，我陪著他一同注視。突然他開口：「她會不會醒過來說她是跟我們開玩笑的，是假的。」

與死亡再度相遇

一九九九年五月底，香港正在舉行安寧緩和醫療亞太會議，台灣各醫院的安寧療護團隊也前往那兒共襄盛舉。團隊中的個個專業成員：醫師、護理師、社工師、牧靈人員都投入當中，一起為著台灣安寧療護的品質與專業努力。在這樣的日子裡，我正式從原本的社會服務室工作了兩年的崗位轉調至安寧療護中心，成為一名專任的安寧療護社工師。

轉調到安寧療護領域，是一個意外的機會與決定。第一次聽到安寧照顧，是在社工系大三暑假實習時，聽到安寧照顧基金會執行長的專講，知道安寧療護是講求人性照顧、四全照顧的醫療照護。當時雖然覺得敬佩這樣的工作，卻沒有任何與自己未來職涯有關的念頭。

畢業之後進入醫療機構工作，負責全醫院義工的招募訓練及管理，安寧服務組是我所負責的其中一組。因為工作關係，我參加了一些安寧療護的講座，開始深入的了解它的精神與照護理念。雖然未直接與病人及家屬接觸，卻已讓生命有了許多不同的思考、對善終有了新的認識。恰巧在同時期，位於安寧病房的社工師一職人事不穩定，總是空缺或短期內便離職，間接影響了義工的服務穩定性，義工紛紛向我反映臨床上無人關心他們、協助他們，這引發我一個思考，怎樣的準備才足以成為一位安寧療護的社會工作師呢？

英國安寧療護的推倡者桑德斯醫師，本身聚集多種專業能力於一身；曾為護理、社工，為了幫助更多癌症患者繼而讀醫學成為醫師，這也使得社工專業在安寧療護領域占有一席位置，是團隊不可或缺的夥伴。

社工受到高度重視與期待，使得許多社工人只敢觀望不敢靠近，我也如此。即使自己蠢蠢欲動，卻一次次的克制自己，告誡自己並未準備好去做這一份工作，我其實需要更多的預備與充實。就這樣，我讓這份可能性從我身旁溜過。得知新的社工已招考到，我想調動的心終於安靜下來，繼續每天的工作，不再去想。

怎麼也沒想到，一年之後機會再次來碰撞我，這次來得很明確，沒有猶豫，沒有卻步，我義無反顧的決定將自己的生命移動，走到走在人生最後一程的病人身邊。我相信它會是很大的挑戰，但同時我也相信上帝如此帶領，必讓我領受到生命的豐盛與奧妙。

離開了充滿歡樂、繁忙、樂趣的義工組織管理，我走進屬於我的辦公室。團隊們大部分的人都前去香港參加亞太會議。雖然我是個新手，但病房裡受苦的病人與家屬們的照顧是不等人的。在前輩及督導未在的情況下，我被護理站呼叫，需迅速至病房，原因是有兩名病人生命跡象相當微弱，隨時會終止。儘管已向家屬們告知並請他們做心理準備，護理人員仍擔心家屬會無法承受。

我用最快的速度來到病房，尚不熟識的護理人員馬上指引我是哪兩床，兩間病房恰巧是正對面，護理師告訴我左邊房間這位病人是男性，右邊病房病人則是女性，男性病人已離世，正在進行遺體護理。我立即決定先進入左邊這間，我猜測家屬是太太，應盡快給予情緒支持與陪伴。

一進入，映入眼簾的是護理師正為病人更衣，病人安詳的面容，猶如熟睡般。病房只有太太一邊流淚一邊收拾物品。我走到她身旁，握著她的手，表示我的哀悼，太太似乎感受到我的關心，對我說：「他辛苦很久了，這樣對他比較好，他不會再痛，可以真正安息了。」

「要捨得真的很難，但你知道什麼對他是好的，你願意為他去忍受失去他的痛苦。」

她點頭，擦拭著淚水。我輕輕拍著她的背，想陪她一會，她開始拿著電話聯絡其他親人。此時，對面的病房傳來一陣哭聲，我知道那位女病人的靈魂也被接走了。

我告別了那位太太，馬上走入那間病房。病人的先生和大約高中生的兒子在床邊；先生默默的流淚，兒子趴在病人身上哭著。我走過去扶那位兒子到旁邊的椅子坐下，等待著他對我說些什麼。

過一會兒，病人的先生隨護理人員去辦手續，病房只剩下我和那兒子，他不再哭，抬起頭來望著母親，我陪著他一同注視，突然他開口：「她會不會醒過來說她是跟我們開玩笑的，是假的。」

「不會，她真的離開人間，離開你了。」我十分心酸與心疼的說著。

「她看起來像是睡覺一樣……」他流著眼淚說。

「是的，她在這裡沉睡，要在另一個世界清醒，去跟她告別吧！醫學已經證實，耳力是最後消失的，把你心裡的話告訴她，媽媽聽得到，讓她好好的安心啟程吧！好不好？」

他同意並起身至媽媽耳旁輕輕的說了些話，我聽不清楚，我想就留在他們兩個之間吧！對兒子來說，他正在對母親做一種宣告；他會繼續勇敢的活在人世間，繼續他未完的人生旅程，學習著獨立與成長。

他最後向母親說了一聲：「媽媽，你安心的走吧！」並轉身滿意的對我說：「我已把我要說的話說完。」

「不會有遺憾？」我問。

「不會有遺憾。」他回答。

「真好。你真勇敢，我知道這很不容易。」我回應。

我與這少年才剛見面，卻在心靈上有真誠的相遇，我的感動久久無法平息。走出病房後，我的心情因著兩位病人的離世沉重許多，也因著家屬的悲傷牽動在內心塵封已久的記憶；曾經我也是那位喪親者，然而我卻沒有機會道別。

祖母的死來得突然、意外，一向堅毅剛強的她在沒有任何徵兆的情況下倒下，或許是幼小的我不懂得看出她其實不對勁了，仍然照常上學去了才接到鄰居的電話趕回家。鄰居一直問我是否知道任何大人的電話，我和祖母共住許多年，從沒有發生任何事情需要聯絡住在外縣市的姑媽、伯父、叔叔，這一次卻發生如此重大的事。祖母只好先靠鄰居幫助送到醫院，再尋找任何可以連絡到親戚的電話。當天晚上大家陸續趕來醫院，我則被送回家。我知道我的恐懼。對於十一歲的小孩來說，我猜得到祖母的命危在旦夕，我相當擔心卻無能為力，第二天的清晨我真的收到祖母已過世的消息。我嚎啕大哭的同時，我疑惑著死亡究竟將祖母帶往何方？我對死亡完全一無所知。

葬禮當天，祖母的所有兒女必須上靈車陪她至安葬地，我是唯一必須跟上車的小孩，因為我與祖母共住許久。當我看到伯母為了保護堂姊、堂妹拒絕讓她們上靈車時，我驚訝原來死者是會令人迴避的，內心不由得泛起哀傷與生氣。

繁瑣的葬禮過後，我隻身北上讀書，離開父親與家鄉，投靠姑媽一家。兩年之後，死亡再度意外突然的帶走父親的生命，沒有見面，沒有道別，如此這般的消逝，化作痛苦與巨大的悲傷，我甚至沒有勇氣去面對這個事實，極力想遺忘父親已不在人間。

這一幕幕的記憶都因著我再度與死亡相遇而湧現出來，心裡的疼痛如巨塔般壓著我，我分辨不出什麼是家屬的、什麼是我自己的，但使我開始清楚自己為何選擇安寧療護！是那些過去無法告別的遺憾與痛苦、對死亡的疑惑與尋找將我推向安寧療護的路上吧！那一刻，我決定向我的神立志，我將用心盡力陪伴臨終者、照顧喪親者及學會照顧好我自己心靈曾經的傷痛。

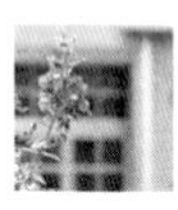

生命再回首

生命總是充滿未知的安排，看似巧合或偶然，再回首看，卻又覺得是一個重要的關鍵，或是一切的安排，都環環相扣。

我的生命從踏進安寧病房的那一日開始，走向了死亡與悲傷的療癒世界。生命大量的死亡與悲傷的存在，使我沒有任何辦法可以再否認死亡，也否認悲傷。或許對於這個世界以外的充滿競爭、喧譁、快速、效率的物質世界，死亡與悲傷是可以輕易的被抹滅或忽視，但對於真實走在生與死關頭之間的人，悲傷、痛苦、恐懼、憂慮及無助，甚至對生命再也不可挽回的罪咎感，是無法再輕易壓抑，或是忽視漠然。

死亡時刻，或許是人生命最後一個療癒的機會。生命與生命的告別，關於那些長久說不出的謝謝、對不起、原諒我，還有我愛你，能不能好好的敘說？好好的坦白？好好的回看生命的情分，那些聚散，那些分分合合，有著許多曾經投入及付出的情感，是真實的生命滋味，生命體驗。因為那些走過的生離及死別，於是愛，如此深刻。

這是我走過臨終場境，深深領會到，也終於明白的事。當我再回看時，我感謝這一切屬天的安排，也感謝我的生命真實的走過這些經歷。

活到最後一刻

「光明哥，我來了，你告訴護理長有話跟我說？」

「蘇社工……請你幫我一個忙，我真的很痛苦，我想早一點結束我的生命，你幫幫我！」

光明是第一位和我建立很好關係的病人，除了他進出病房多次外，主要原因是四十出頭的他單身，照顧他的是年邁的母親。他們住院費用發生困難、對於疾病的發展也不了解，極需社工的協助。

幾次與他們接觸，知道光明是位計程車司機，家裡兄弟姊妹中只有他未婚，所以仍與母親同住。他並不多話，與他談話中，大部分的時間他都在沉思，我必須更有耐心的在他身邊等待；等待他想表達的話。

光明知道自己是膽管惡性腫瘤，但初進安寧病房的他仍被隔壁床病人的死亡嚇著，他緊急的辦出院，畢竟接觸死亡是件陌生的事。過了幾天，光明再度因疼痛而住進病房，這一次，他充滿了疑問，他遇到我時總要我和他談談。

「蘇社工，請你告訴我，我的生命還有多久？」他問。

遇到這類問題，任誰都不能輕易回答，必須要獲得更多訊息，以評估病人能接受的程度到哪；也要確定、澄清病人有沒有接受壞消息的能力，我也不例外，我花了一些時間想要得知他的想法。

「光明大哥，我發現你這次住院明顯對於你生命還有多久時間十分關心，我很想了解這個問題對你的意義是什麼？」

「嗯……我在想如果時間不多了，我就不要一直住院，我必須要回家辦點事，做些安排。」

我對他的想法感到尊重與佩服。我誠實的告訴他，我並非醫師，我無法判斷他的生命還有多久時間，但是這個寶貴想法我們應該去實踐。我告訴他身體將會日漸衰壞、精神會一天比一天不好，如果有什麼想做的就把握時間去完成吧！

經過幾次的溝通之後，他似乎明白自己的生命是有限的，於是他真的再度出院，回到家中去見他的親人及做點事，一直到他又極度疼痛與不舒服時，他才再入院。然而，他的疼痛症狀已相當厲害，醫療人員做了相當多的處理，提高了止痛藥的劑量，都無法緩解他的不適感與疼痛，使得他的母親在一旁也因無能為力而頻頻落淚。

我知道這一次光明不一定出得了院，因為他實在太痛苦了。他的痛苦不只來自於疾病，還來自於母親的不捨。

光明的母親也看出兒子這次非同以往，尤其在器官衰壞後，許多症狀都相繼發生：腹水、意識不清、消瘦、肌膚暗黃。她常一面搖頭一面流淚，總是一直告訴我：「蘇社工，請你叫醫生救救他，他是家裡最孝順的孩子，他還這麼年輕……」

母親的捨不得，光明都知道，所以即使身體很不舒服，他也會勉強起身走動，隱約的告訴母親他還好。只是走不到幾步，他必須坐下來喘口氣，他的神情極度的疲累與虛弱，眼睛會無法控制的閉下來，陷入一時的睡眠狀態，母親見著便會叫他的名字；叫醒他繼續走動。

醫療團隊知道光明的不舒服，也知道母親的苦，我嘗試告訴這位不捨的母親，光明如此的狀況會增加他的痛苦，或許可以不讓他勉強下床走動。但母親的悲傷已使她無法清楚明白光明的處境。

這種困境維持了一段時間，我們除了陪伴照顧，一點力也使不上，直到光明急著要護理長找我去談話。

我來到他的床邊，他正閉眼休息，我坐下來問他的母親關於他這一兩天的情形，母親依舊嘆氣搖頭。光明聽到我的聲音就張眼看我並坐起來；以更虛弱的面容。他請母親到病房外，他要單獨與我談話。我看著他的母親一步一步的離開，心情也更加沉重，我知道光明要跟我談的是件大事，而他正因為信任我可以給他幫助而找我，我漸漸感受到自己的不安，我不清楚自己究竟可以如何幫助他？

我開始我們之間的談話：「光明哥，我來了，你告訴護理長有話跟我說？」

「蘇社工……請你幫我一個忙，我真的很痛苦，我想早一點結束我的生命，你幫幫我！」

「光明哥，我知道你好痛苦與辛苦，但你知道的，我們無法給你任何藥物提早讓你的生命結束，這是殺人。何況你是一個人，即使你生病了，你仍然是重要的。」

「我知道，我不會為難你們，我是要自己回到家中的頂樓跳樓自殺，你幫我攔著我媽媽，只要一些時間就好，不要讓她一直跟著我，我就可以自己了結。」

我知道這個時候若再說自殺是不好這類的話，會讓我們的談話無法繼續下去，所以我小心的說：「光明哥，你的確痛苦許久了，你的許多症狀也的確很難處理，所以你不只痛苦還十分折磨，若你真的跳樓死了，痛苦或許結束了，但你想想那位一直照顧你的媽媽會如何？」

「她或許會很難過吧！但過一段時間她就會好了。」他淡淡的說。

「但我不這麼認為，她不只會因你的死傷心，還會因她沒有好好看著你而自責。」

他似乎想從這個話題躲開：「蘇社工，你幫幫我好不好？我真的很痛苦。」

我堅定的搖搖頭。

「為什麼？」

「光明哥，你找我來是希望我幫你從這個苦難中解脫，但若我真的幫你，我下半輩子無時無刻都會活在自責的痛苦中。」

他疑惑的看著我。我繼續說：「我會一直活在愧疚中，因為我的緣故而讓你提早死亡，我們竟然無法使你能安詳沒有痛苦的結束人生的旅程。」

他沉默了許久，我看著他，他看著我。

「蘇社工，我知道了，真對不起，讓你擔心了。」

「光明大哥，你是重要的，我們絕不放棄照顧你到最後一刻，你的痛苦我們一定要想辦法。」我輕聲但堅定的說。

他點點頭，慢慢的躺下。我知道這一次的談話他用盡心力，現在的他已放鬆下來，好像找到一種對待自己生命的方式。其實他與我談自殺的同時，也是為自己的生命求救，若他真的下定決心死，他也不會因著母親的呼喚，而勉強身軀下床行動且靠著意志力勉強自己清醒。想死想活的念頭在他內心引起爭戰，兩者同樣不是他能力可以做到的。

其實，每次談話之後，我都無法預期病人會如何決定面對他的難關，我一樣無法預期光明會如何看待他的生命，我內心忐忑了一整個晚上。隔天的一大早，我再到他的床邊，他母親告訴我，光明沒有再醒過來，一直沉睡，叫他也沒有反應。我告訴她，光明真的累了，需要好好的休息，這樣睡也不會感受到痛。母親仍然嘆氣搖頭。

光明就在沉睡中血壓越來越低，生命跡象漸漸的終止，離我們談話那天只有幾天的時間。我到他的床邊向他告別，那一刻我終於明白，他所選擇的方式是讓自己順著自然的腳步一步一步的靠近死亡，不再勉強自己痛苦的活著；也不勉強自己慘烈的死亡，他找到對待生命與死亡之道，我相信這是他的勇氣與智慧，用勇氣去接受無法改變的事；用智慧去得到他所需要的安寧。

我在心裡有些傷感但欣慰的對他說：「光明哥，你勞苦的生命已得安歇了，你已跨越了生命的難關，願你的靈魂得到安息。」

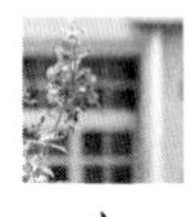

生命再回首

我的生命悄悄的也走到光明當時的年紀。一個四十出頭的生命，當死亡靠近時，我想那是如何的震驚，如何的感受到生命的不可掌握。而當生命不得不的承受病痛之苦，也無法預料生命會如何的受盡折磨時，想要讓生命提早結束，是一種想保有尊嚴，也想顧念家人不要再承受重擔的念頭，雖然，這個念頭有其殘忍性，但我仍相信當中，有愛，有良善。

然而，生命已然靠近死亡，又何以要強迫死亡劇烈臨到呢？我仍相信是光明內在衝突而痛苦的掙扎，所激起的想擺平內在混亂的方法。這是一種求生不得，求死不能的處境。求生不得，因為健康不復存在，生命力氣正一點一滴的消逝；求死不能，因為老邁的母親猶在，而未奉養善盡照顧的責任，怎奈死亡已早一步靠向自己？

在人的情感中，有一種感受是最難解也難受的，那叫「負罪感」，覺得自己造成了他人的受傷受苦，或因為自己的未善盡職責，而讓一些不想發生的情境發生。

「負罪感」難以面對時，甚至會想以死謝罪，避免有更多的負擔及傷害發生。

但是，我還是要說，這是出於愛的緣故；顧念他人的受苦、受傷；顧念他人所遭遇的處境，自覺有責任、有義務承擔或解決。對光明來說，母親為他心傷，為他承擔喪子之痛及孤寂的晚年，都是他不忍直視及面對的。激烈求死的念頭，是他一時間認定的出口。

但因為一段對話的過程，善良的光明，仍因為不忍自己的死亡帶給他人罪惡感的傷痛及自責，而作罷。這不是當初我可以預估的結果：光明能接受走向死亡的步伐，讓自己沉靜以對。對我而言，當初是出於真誠的心，坦承自己的不安與罪咎感，但其實無法得知光明的反應和接收到的訊息會是什麼。

但我始終相信，當生命與生命真誠相待，生命所傳遞的不只是口語所表達的，還有無形中所傳達的關愛情感。因為愛的存在，我們終止了殘忍，也終止了許多的悔恨，接受了生命的難題，學習了放手，不再用我們的蠻力搏鬥，也不再用我們腦袋思索過的任何方法。而是，接受死亡的步伐，也接受了離別的時刻，緩緩到來。

關燈前

我問他：「楊大哥，或許我們無法為世人留下什麼，但你可以留下些什麼給你的親人？」

他想了一會兒，回我：「錢吧！保險金，但他們要省著用。」

「錢或許很重要，但應該有比錢更重要的、更寶貴的。」我心裡有其他的想法。

第一次與楊大哥見面，看到他因為消瘦而更顯凹深的眼眸直直的盯著天花板看，似乎在思考著什麼。我向他打了一聲招呼：「楊大哥，我是病房的社工師，我聽到護理人員提起你想捐贈器官的事，特別來做了解，看看我可以如何協助？」

他指一指床旁的椅子示意要我坐下，我將椅子拉靠近他，因為他很虛弱，說話的聲音大都是氣音，為了可以清楚的溝通，我把身子趨向他。

在這之前，我已與楊大哥的妻子會談過一次，對於楊大哥的就診情形及對疾病的反應有了初步的了解，妻子也連帶提到她和楊大哥的感情並不是十分好，他們的家庭是靠楊大哥一個人工作維持，而妻子則是全心在家照顧三個小孩。漸漸地男人忙於事業，女人忙於家庭，他們彼此的距離越來越遠。楊大哥因為工作關係總是在外應酬，外面的世界看多了，各式各樣的人碰多了，他就越來越挑剔妻子的反應不好、沒見過世面、不夠聰明，對於妻子的看法或處理事情的態度總是不滿意且不放心。而妻子總是沉默應對，多說什麼其實都無益，因為她相信自己的丈夫是看不起她的。

這樣的互動模式維持很久，楊大哥在妻子和小孩的眼中是一位嚴肅且高標準的人，他們只能去配合、去聽從。

一天楊大哥突然間胃痛，一陣子無法吃下東西，所以去了醫院看診，醫生初期判斷是胃出血，給了藥並要楊大哥多多休息。但楊大哥吃了幾日藥之後心想無礙，便又開始交際應酬，直到他吐出血來，才發現事情不妙，急忙做更詳細的檢查。檢查的報告就像轟天雷打向他，一瞬間世界變了，宛如置身夢境中令人覺得不可思議，但畢竟是事實，他罹患胃癌，且已擴散，無法切除，也無法治癒。醫生很坦白的對他說：「我們已無法提供什麼醫療了！」並要楊大哥回去好好把握與家人相處的時間。

楊大哥回老家痛苦的捱了段時間，沒有人知道該怎麼辦，試了一些偏方仍不見起效，回台北後他自己下了決定要進安寧病房，他不想再繼續承受這些疼痛。來到親友介紹的這家醫院卻遇到安寧病房無空床，只好待在急診等待機會。

當我一坐定在他身旁，他迫不及待告訴我這兩天在急診的日子有多痛苦，他甚至懷疑可能等不到安寧病房，他實在痛恨醫院，因為醫院不了解一個病人的痛苦，他告訴我他的恨，若不是醫生的誤判，他不會拖延治療時機，既然轉移，無法切除，為何又讓他白挨一刀。他拉起上衣，指出開刀的疤痕，憤怒的對我說：「我痛恨我的生命沒有受到尊重！」

他一邊虛弱的敘述一邊咳嗽，我可以感覺到他的難受及痛苦。戴著氧氣管的他露出堅定的眼神告訴我：「好痛苦，真想關燈……如果生命是一盞燈的話。」

我柔和的回應他：「楊大哥，何時關燈我們誰也不知道，但我們可以盡量的維持亮度，因為你是我們所珍惜的燈。」

他揚起嘴角微微的笑：「進來這裡，我有接到你們愛的頻道，我真的有收到。」

我也回報深深的一笑：「真好！真高興你有收到。」

接著我們談到器官捐贈，我告訴他癌症末期的病患全身器官大都轉移或者功能不佳，唯一可做考慮的是眼角膜，但也需經過眼科醫生評估。他搖搖頭表示他不能考慮，因為這麼做會讓他的母親傷心，他的母親不能接受兒子的遺體不完全，所以他想做體內的器官捐贈，不讓他母親發現，只是他已明瞭這路是行不通了。

他才三十幾歲，面對自己即將喪失生命，除了憂傷外他發現從未為社會做過什麼，如今想到可做的只有器官捐贈留下些愛給世人，在得知無法實行後，他不禁懊惱起來。我想起他的家人，問他：「楊大哥，或許我們無法為世人留下什麼，但你可以留下些什麼給你的親人？」

他想了一會兒，回我：「錢吧！保險金，但他們要省著用。」

「錢或許很重要，但應該有比錢更重要的、更寶貴的。」我內心所想的是：愛。

「沒想過，但我會想一想。」他認真的回答我。

他說起最擔心母親不能面對他即將臨終的事情。我同意他這是一件相當困難及痛苦的事，必須要適應一段時間。他憂傷的說：「談何容易，一個人失去自己的大拇指都需要好幾年去適應，何況是自己的骨肉！」

我望著他，體會到他仍具有力量與勇氣去面對問題，我更進一步地說：「你已看見母親的悲傷，趁你還能做些事情的時候，你可以為母親做點什麼，好讓母親雖然失去你後，仍能面對她的生活？」

他注視著我點點頭：「我懂你的意思，我會做的。」

那天離開他病房之後，他的情況就一直走下坡，但從他妻子的口中我得知他一直努力；他比以往更親近孩子，也和妻子談到他們的關係，他告訴妻子其實他是很需要她的愛。並且把弟弟找來，請弟弟多照顧母親，將母親的喜愛與在乎的事交代弟弟及弟媳，請他們多照顧她老人家。他也感謝母親的照顧，並要母親日後多留些空間給妻子與三個孩子。

楊大哥果然像他自己形容的是一個做事細心、思考細密的人，他為這一家子穿針引線，協助處理這些人將來會遇到的困難。每當我聽到他的妻子轉述這一切，我內心就呼喊一次：「楊大哥，加油！我知道你正在做最後的努力，安慰及安排你愛的家人日後的生活變化。」

楊大哥在兩週後平靜的走了，在臨終前，他沒有再交代什麼，也沒有說他哪裡痛苦，只是握著妻子的手，一次又一次的說：「我愛你。」

面對楊大哥的去世，我知道他是用勇氣在走所剩的日子，如今生命的燈關了，他已能安然的離去。在關燈前，我相信那燈的光與溫暖已傳遞給身邊親愛的人；在關燈前，我相信他已好好的道別，讓靈魂無所遺憾。

生命再回首

楊大哥在我的心中，始終難忘。我們幾次深刻的談話，都讓我看見一個男人，身為人夫，身為人子，如何在死亡來臨前，仍然負起了責任，安排一家老小的日子。他並未因為死亡的陰霾，及疾病的痛苦，而任憑生命能量消逝。相反的，他面對了不可逆轉的死亡，也面對了來不及挽回健康的身體，他知道，為時已晚，他能做的，是把握最後的生命力量，和他生命中幾個重要的親人，好好的談話，好好的面對這樣的事實。

到如今再看，我仍然覺得在楊大哥身上有不可思議的毅力和勇氣。

當死亡非如生命預期的時間到來時，我們可想而知，那是震驚、慌亂、疑惑、不安的。死亡不該在這個時間來；孩子還小，父母尚在，伴侶相依，人生還有很多願望還沒實現，死亡，怎能說來就來？

然而，當死亡以巨大的姿態出現時，人無力抵擋，也無力閃躲，無處可逃時，許多生命選擇將自己麻痺、封鎖，以各種方式迴避意識死亡的來訪。

可能因為楊大哥長子的身分，或是早年喪父所養成的長兄如父的氣魄，我沒有見到他在死亡之前的逃遁，或自我麻痺。也因為如此，我很敬佩，同時心疼，他一直成為家中的被依靠者，當死亡靠近時，他仍堅毅的承擔著死亡經過而造成的家庭傷痕。但是，我與他的生命相會，讓我看見了這位男性內心深處所蘊藏的溫柔，那是在過往必須剛強過日子所不能展現的溫柔，而因為生命的接近尾聲，他以溫柔對待家人；溫柔的將愛留下，溫柔的告別及感謝，溫柔的讓生者與死者都相安。也讓死亡，溫柔的帶著他的生命，離開。

死亡，若是無法再逆轉；死亡，若是必然要來；死亡，若是已經預約了生命，我們是否可以也如此，讓死亡是一道溫柔的力量，寧靜的，安穩的，平安的，帶靈魂走向他接下去的旅程。

告別的練習

雲姐皺著眉說：「絢慧，我的身體越來越差了，醫生說我不會好了，怎麼辦？怎麼辦？」我陪伴雲姐已一段時間，我問：「雲姐，你是為自己問怎麼辦？還是為女兒問怎麼辦？」她突然的大哭。

雲姐，我都是這麼喊她的。她十五歲的時候，母親因為癌症而過世；如今她癌症末期進入安寧病房，她的女兒正十五歲。

這些事是我和雲姐第一次深度談話時，她萬分感慨說出的。雲姐是長女，母親過世以後，她被迫成為大人，取代母親這個照顧者的角色。辛苦的成長過程，讓她在獲知自己竟也罹患和母親同樣的癌症後，精神受到很大的衝擊。她陷在痛苦與掙扎之中，她拉著醫護人員一次又一次地詢問自己的疾病真的是末期嗎？她不斷的問：「我會死嗎？我要死了嗎？」

她的不安與急躁日趨增多，從她的先生與小孩臉上呈現出的倦容，我可以發現大家已困在無助與無力的沼澤中，無法行動。我來到雲姐的身旁，輕輕地喚著閉眼中的她：「雲姐，我是絢慧，我在這陪你，你想跟我說話嗎？」

雲姐張開眼，很快的，愁苦占滿她的面容。她皺著眉說：「絢慧，我的身體越來越差了，醫生說我不會好了，怎麼辦？怎麼辦？」

我陪伴雲姐已一段時間，對於她的這段話，我聽到她內心的聲音，我問：「雲姐，你是為自己問怎麼辦？還是為女兒問怎麼辦？」

她突然的大哭：「你說出我最擔心的事，我一直不敢說、不敢面對的事就是這個，我十五歲就沒有媽媽，為什麼我的女兒十五歲也沒有了媽媽？為什麼？為什麼？為什麼？」

她把內心複雜多重的情緒全都傾洩出來。我坐在她身旁，輕摸著她的頭、她的髮，我溫柔地說：「雲姐，哭吧！你心中積著太多的愁煩與不情願，你本來懷著要好好照顧女兒成長的希望，都破碎了！哭吧！把這一切哭出來。」

雲姐的眼淚不斷的滴落，我輕輕的擦著她的眼淚對她說：「雲姐，小涵會有爸爸及兩個哥哥照顧她，我也會關心她。你可以相信你的兒子，他們已成年，他們不會讓小涵像當年的你一樣辛苦。」我拉著一旁的大兒子到床邊，對他說：「你可以說些話讓媽媽放心。」

大兒子握著雲姐的手：「媽，爸爸和我會好好愛護小涵，你放心吧！」

雲姐的情緒稍微獲得平靜，我輕拍她的胸口，撫慰著她。這個母親在心裡在靈裡都無法原諒自己讓女兒失去母親，她心中背負的責任與苦悶，可能不是身邊的人可以感受得到。

雲姐之後經歷了一段驚慌期，她會突然心神不寧的大叫，喊著說：「我要斷氣了，我死了！」幾次，我經過她的病房聽聞之後進入，我會協助她回到此時此刻，利用體溫接觸或引導她觀注呼吸的頻率，帶她回來。有一回，情勢難以掌握，她雙眼緊閉，雙手舉起在空中揮動，直嚷嚷：「我死了，我死了！救我！」

當我一靠近她床邊，她雙手突然將我的脖子環抱拉近，喊著：「為我禱告，快幫我禱告，請耶穌救我！」

雲姐並非基督徒，但她之前獲得許多基督徒義工的關心。我馬上答應她，並開口祈求天父保守她的心靈，不致讓她遇見凶惡難擔的事。當我禱告結束，她才鬆一口氣的說：「好了，好了，我回來了，我回來了！」

最後一次的呼喊，讓她的先生、孩子驚嚇不已。雲姐在大喊我要死了之後，竟真的斷了氣，沒有呼吸。先生、孩子全都驚訝的慌了手腳，一面哭，一面急著叫醫護人員。醫護人員快速至病房，正不解雲姐何以會斷氣時，她居然又慢慢地恢復呼吸，讓大家一陣愕然。

究竟雲姐的內心經歷了什麼，我無法得知。因為接下來的時期，她進入了沉默期。她開始不說話，無論先生、兒子、女兒、醫護人員，任何人的呼喚，她都不再應聲，她的狀態像是自己已死去；在死亡未真正來到之前，她已讓自己死去。

我再度來到她的床邊，她的先生告訴我：「她都不說話了，怎麼叫都沒有用了。」

我嘗試著叫著：「雲姐，雲姐……」她果然沒有一絲動靜。

我仍然相信她是有聽覺的。於是，我問她：「雲姐，用這樣預先死亡的方式，是不是要孩子們習慣沒有你的日子，你也不會這麼捨不得？」

我沒有期待她會回應我，但她卻點了頭應了一聲後，又陷入沉默；空氣很快的又恢復到原來的一片死寂。我轉身告訴雲姐的先生及孩子：「這是她愛你們的方式，我確定她聽得到、感覺得到，不要放棄讓她體會你們仍然在旁邊、仍然愛著她。撫摸她、在她耳邊說

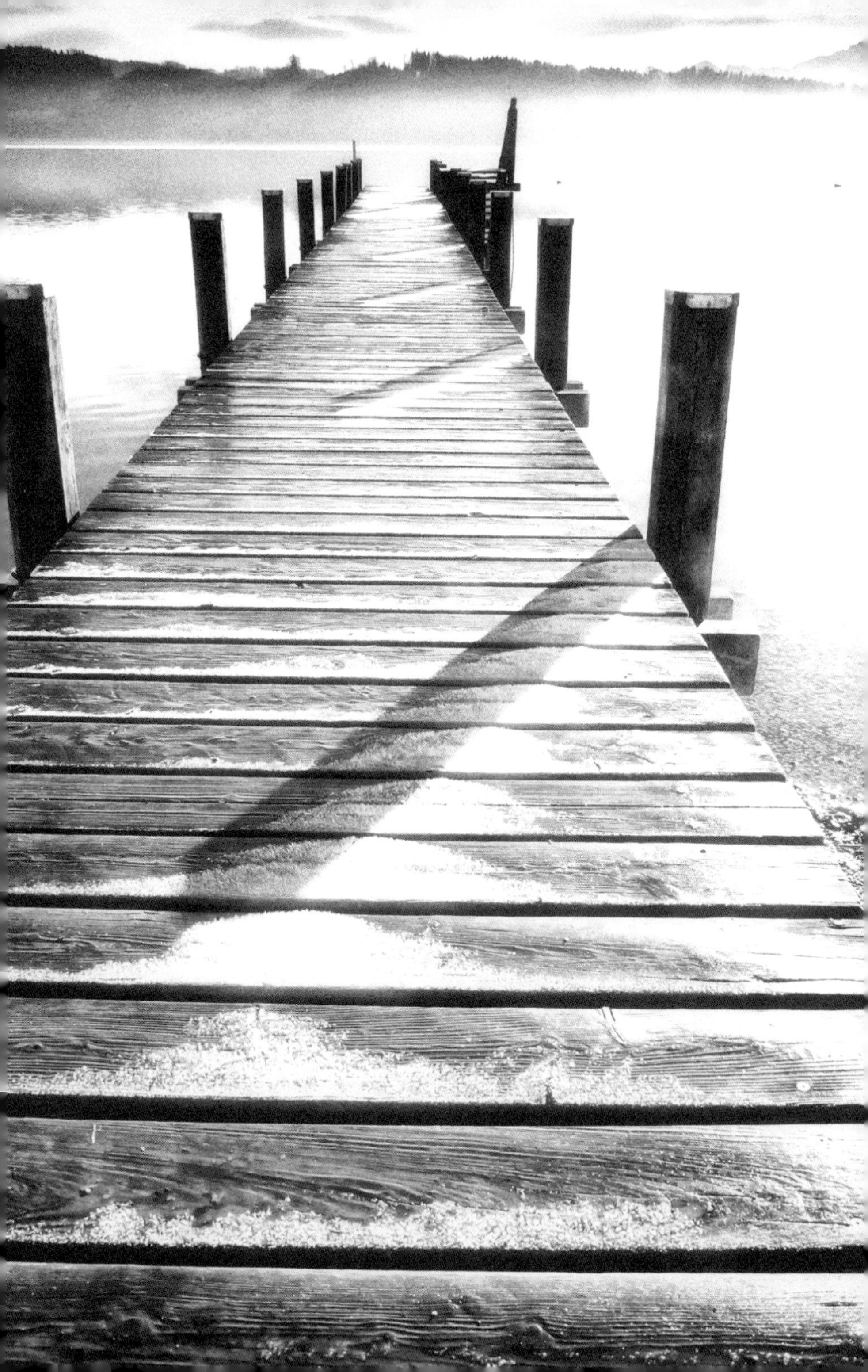

話，不要放棄表達你們心裡的話。」

我沒有想辦法讓雲姐再度回來，我因著她一次次為家人們做告別的練習，感到她的偉大及愛。這是她所能想到、做到她認為對孩子、對自己都好的決定。這個盡心盡力的母親，說服自己捨得，提早呈現了死亡，這一切仍為了愛。

過了幾天，雲姐真的走了。先生、孩子雖然難過卻已有相當的心理準備。陪著雲姐走過這一段，我尊敬並尊重她。她不再與死亡為敵，反而讓死亡成為她的一部分；運用它幫助自己度過，也讓家人一同見證了死亡的靠近，然後，讓靈魂真正自由，飛向生命的彼岸去。

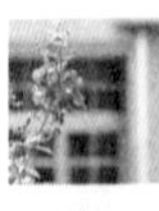

生命再回首

雲姐的生命故事會讓人發出感慨及唏噓的嘆息。她十五歲時失去了母親，而當她女兒十五歲時，女兒將失去了她。生命在冥冥之中，真的只是巧合？或是這一場代代傳遞的腳本，要人在相似的情境中，走出不同的出路？創造不同的人生結局？

雲姐的悲苦及放不下心是可以被理解的。她曾經是一位喪母的小女孩，她深知失去母親關愛後的日子是如何艱辛，也明白人生必須要堅毅的靠自己度過許多難關。她的不捨、罪咎感、自責、擔憂、心疼等等糾結複雜的情緒，在自己抵達生命終點之前，無疑是最大的挑戰。如何放下？如何割捨？如何順其命？如何接受人生這樣的際遇？這是雲姐心煩及鬱悶最大的主因。

我從雲姐的生命感受到一位「母親」的情感。身為母親，她盡責，她牽掛，她憂傷，即使她以提早演繹死亡的方式，來阻斷伴侶及親子關係的互動機會，但這是她所能設想的最好方式，讓自己和家人有一些時間來適應分離、適應隔絕。

或許她的方式在許多人看來是不解，但若我們能夠進入生命的脈絡來試著理解，就能知道，這樣的反應背後，是恐懼著死亡所帶來的傷害，太過驚悚、太過慘烈、太過殘酷。所以，我仍讀到了雲姐內心的溫柔，透過一種讓死亡無聲無息的存在於日子當中，讓自己及孩子都能準備即將分離的那一天。

或許是因為死亡始終帶著殘忍，也始終有著因為分離帶來的悲傷，所以在我看來，雲姐所做的——為分離時刻來臨前所做的預習，我感到那是一份既溫柔，同時牽引全家人緩緩告別的愛。

生與死

住單人病房的王先生，沒有出過房門一步。他除了病痛很難忍受而求助外，自始至終他皆保持強者的姿態，他禁止親人、朋友來訪，除了醫療外，他不和任何人接觸。

我一直深信，因為有死亡，人對生命有了領悟；因為有死亡，人可以在終點來臨之前，讓自己學會如何真正的活著；完全的活著。

在安寧病房工作所遇到的第一個生日，很難說沒有任何感觸。一整天自己沒有生日的興奮與歡樂，有的是兩位病人離世的沉重與家屬的悲傷。一位是一直堅強面對疾病、自己，極不願麻煩他人的王先生。另一位是剛轉進安寧病房沒幾天的蘇先生。前者罹患胃癌，腹部症狀甚多；後者因患食道癌而被醫師比喻為頸上好似吊有一根繩子，隨時有斷氣的可能。

無論住院時間長或短，死亡的來臨都令家屬難以面對。住單人病房的王先生，沒有出過房門一步。他除了病痛很難忍受而求助外，自始至終他皆保持強者的姿態，他禁止親人、朋友來訪，除了醫療外，他不和任何人接觸。他的妻子接管他的事業，事務繁忙，家中又有一名幼子的情況下，王先生的身旁只有一名看護員，他離世時亦只有看護員在身旁。沒有人告別、沒有人送終、沒有人與他親近，他的生命靜悄悄的畫下句點。

蘇先生轉進安寧病房時已是呼吸困難，妻子和孩子皆在身邊，卻無人能做不急救的簽署，家人認為簽了不急救，便是一種放棄。醫護人員則擔心若施行急救，不但救不回蘇先生的命，反而讓蘇先生受到極度的痛苦與折磨。兩方在一陣協商之後，家人終於同意讓蘇先生平安的走，讓他到死亡仍保有尊嚴。但畢竟死亡來得太快，家人仍難掩悲痛之情，痛哭失聲。

這兩位病人的死亡，都讓人有悵然的感覺，他們終究來不及體會人世來一遭的美好與圓滿。

我當天的情緒，複雜得難以理出一個頭緒，我覺得自己有悲傷，因體會到家屬的悲慟；也有獲得，來自於對生命意義的重新詮釋。我活著的生命因著與死亡的相遇共處，原本我所忽略的我開始學會關心；原本不甘心的我開始學習感恩；原本抱怨的我開始知道滿足。

人是不是要藉著這樣的對比性來刺激自己的感官與情感，才能找到生命的根本與方向？

我知道在我內心的矛盾，自己並不願意讓病人與家屬的苦難成為自己成長的助長劑，然而，卻是無法避免。當生命與生命交會的剎那，互相激盪的漣漪便發生，誰的生命受到幫助，已是很難界定了。

在生日當天我有所領悟的告訴自己：唯有使自己每一天都真正的活著；有意識的活著，我才能無憾的面對自己的死亡，無論在哪一天。

我無法像新聞報導裡的死亡事件一樣，讓病人的死亡從自己眼前出現一瞬間而消逝，我相信他們的死亡，能讓活著的人有所啟發、能給予人調整自我的機會。死亡一次次告訴活著的人，將生命的光輝盡情發揮吧！將有限的時間好好把握吧！在有限的人生，去追求屬於你這個人的生命意義吧！

我自童年目睹死亡的來臨，工作中目睹死亡的發生，我正視它，不願迴避，這用苦難與死亡共譜的生命之歌，邀請我傾聽、與它共鳴，同時，我的人生也一點一滴創造出意義。死亡像是一位老師，教導我許多生命之事：每一個人的死亡都會赴約；人永遠有能力去承受他所要面對的考驗；生命永遠給機會去允許人改造自己；醫療的有限卻是靈性的無限。

許多人會好奇的問我：「是什麼因素使你到勇敢的安寧療護領域工作？」「工作中常面對死亡及哀慟，成就感從哪裡來？」「你怎麼調適在工作中面對的死亡壓力與感受？」有一回，對方甚至未等到我回答，就馬上下了結論說：「你一定沒感覺了，每天面對一定麻木了。」

這些輕易歸類我的感覺的人使我惋惜。有著此種疑問的人，大都是自己在面對死亡有著困難或無法超越，他們需要的是自己的答案，並非是我的答案，我的答案並不能對他們有意義，唯有他們自己尋找，這個經驗才會是屬於他的；屬於他所需的意義。

我並不允許自己成為一個機器；一個視死亡為工作中一部分的人，而不帶任何的感受與反思。這些感受即使沉重、悲傷，都不會喪失它們對我的意義，或許我為此而受苦，卻是我視為極具價值的珍寶。在經過時間的沉澱與洗禮，這些感受總能成為我生命的力量，讓我更朝信仰之神所賜與我的生命計畫前進。

將人性保留在臨終關懷之路、將全人照顧推向醫療各角落、推動人在個體生命中的永續成長，這些呼召時時在我腦海駐留，走起來難免孤單，但我依然堅持把握住生命與死亡持續對話所產生的感動。

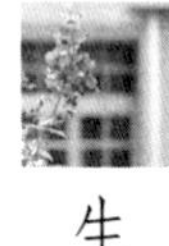

生命再回首

我在安寧病房經歷了三個年頭的生日後，我離職了，離開這一個每日與死亡為伍的工作。除了是感受到自己的情感耗竭，需要尋找生命的能源電力外，有一大原因，是呼應死亡與哀傷工作對我的衝擊，而展開一趟未知的開創歷程。

「太多來不及了」、「太多人無意識到死亡的存在了」，這是我在臨終工作，陪伴許多家庭時，最大的感觸與發覺。因為看盡太多生離死別之前，人們的來不及，和許多生命的早年傷痛，失去機會在死亡之前，得以療傷止痛，以至於死亡並非帶來生命完成的寧靜及輕盈，反而是翻攪出大量過往壓抑的情結及傷痛，讓人悔恨、讓人無力、讓人挫敗，也形成更大的毀壞力量，傷害著臨終者及生者。

因為這樣的衝擊，我想要回應這一份與死亡交會的經歷對我的影響及啟發。於是，我離開了臨終場境，往生命更早之前的歷程走去，但願人們活著時，還有生理心理能量時，就能為自己的生命傷痛及早療癒，及早療傷止痛，好讓死亡的臨到，不盡是毀壞，而是一份生命最終可以有所交代的完結點，也是靈魂告別人世，往下一段旅程的轉接站。

回首看來，死亡撼動我生命的改變，是如此巨大，不僅讓我聽見自己生命深處的呼喚，得知自己所要貢獻生命之力的所在，也讓我真正的踏上修練成為一名傷痛治療師的道路。我的生命因此和失落、悲傷、死亡的關係緊緊相連，不斷的聆聽生死故事，也不間歇的參與在許多人修復心靈傷痛的歷程中。

我何其有幸，在我的一生中，我不僅可以走向療癒自己生命傷痛的歷程，也見證他人生命的受苦及療癒。當年的死亡之門，無疑開啟了我看見生命療癒的天地。

我再次感謝上天的眷顧與引領。每天，生死依舊存在於這世界中，但對我而言，我已經不是只看見了悲苦與惆悵，或只看見了毀壞與傷害，而是，因為死亡，我懂了真正的回應生命「活著」這一回事。

渴望靠近

「請問一下……我看我弟弟這麼痛苦，為什麼不能給他一針讓他趕快死呢？這樣對他比較好啊！」

午後，走進護理站，想確認是否有新病人入院，這是固定工作，隨時掌握病房病人的異動情形，隨時將工作計畫調整。

護理人員轉介給我一名特別的新病人，原因是他才二十歲，且他的家庭有困難負擔病房費用。因為無病床的緣故，他必須要先住進單人房，我走進那間單人房時，看見裡面有兩位男子，一個坐在病床邊的沙發上，另一個則坐在輪椅上。輪椅上的男子就是我們的病人——寶弟，坐在沙發上的是他的哥哥。

我向他們介紹自己，介紹所謂社工師的服務有哪些！當然，其中包括我所提供的經濟補助評估與可運用資源。寶弟的哥哥很快的告訴我，大姊二姊都已結婚，不好意思請她們負擔弟弟的住院開銷。妹妹工作薪水少，只能維持自用。所有的住院費用只好他一個人扛下來，可是他是跑工地的，薪資也有限，加上還有太太、小孩要照顧，他感覺壓力很大。

我請寶弟的哥哥準備一些經濟評估所需的證明資料，好讓我可以計算及提出申請。在了解寶弟家庭的同時，我發現寶弟整個過程不發一語，不是望著窗外，就是望著天花板，對於我們的談話內容，他一點加入的意願都沒有。

第二天之後，寶弟的哥哥便回去他的工作崗位，留下寶弟一人。大多數時間，寶弟都是沉默的，對於醫護人員的問候及詢問身體狀況，他皆是懶懶的回答一兩句，大家很快的感受到要與寶弟建立一段信任及親密的關係是有困難的。於是在團隊會議中，寶弟一直是討論的焦點，有人說寶弟是不是知道自己的病不會好了，所以沮喪不想講話；也有人提出是否因為家人都不在身邊，沒有親人陪伴當然心情不好。無論提出什麼觀點，都是需要去核對與澄清，所以去和寶弟及他的哥哥溝通想法是重要的任務。

隔兩天的早晨，我發現寶弟在室外的一個角落抽菸，我走出去，蹲在角落的另一邊，問他：「住院很無聊是不是？」

「還好。」他說完又望向別的地方。

「家裡的人有來嗎？」

「他們都在上班，沒空來。」

「那你希望他們來嗎？」

「隨便啦！」他不耐的說。

我發現這個主題並不容易繼續，便決定從寶弟過去的生活了解起。我問：「寶弟，你生病以前是做什麼的？讀書還是工作？」

「工作。做很多種工作，做過水電工、修理電器，還有保全。」

「做過這麼多種工作，真不簡單。哪一種工作你最有興趣？」

「修理電器，我從收購壞的電器，修一修改裝一下，就能賣得好價錢啦！」他講得眉飛色舞。

「這麼厲害！那又怎麼會去做保全？」

「人家介紹就去了，反正晚上也睡不著，去工作也好。」

「以前的工作都是活動力要很多的，現在生病，會不會很不習慣？」

「不習慣又怎樣？隨便啦！」寶弟眼神又迴避了我。

「你常說隨便啦！是真的不在乎，還是不願意去想這些很煩的事呢？」

他沉默許久，蹦出一句：「你不要問那麼多我沒有想過的問題，好不好？」他看起來有些不悅。

「聽起來，你並不想談這些事，很沉重是不是？」我專注的看著他。

他把頭撇向另一方，不想繼續談話。

「真是對不起，影響了你的心情，改天再聊吧！」告別後的我，一直反思是哪一段談話引起寶弟的防衛？或者自己侵犯了他的自我界限？還是自己太急著要探索他的內心世界，而沒顧慮到他並無準備揭露自己內心的世界？

這些都有可能影響我和寶弟的信任關係，我想得將一切重新評估、謹慎處理。

過了一個週末，寶弟的哥哥前來找我，把準備好的文件交給我做經濟補助評估。我不想錯過這次溝通的機會，直接問他：「你們家五個小孩，寶弟最小，又和你們差了將近十幾歲，他在家中有心事都和誰講？」

「蘇小姐，你不用特別關心他，他跟我說住這裡很煩，總是有人問他一些他想都沒想過的事，他特別提到你。」他尷尬的對我說。

「我知道，我發現要和他談心裡的話並不容易，所以我想了解他的反感。他在家中可以跟誰說？跟你嗎？跟媽媽嗎？」

他搖搖頭：「家裡只有他和媽媽住在一起，繼父回大陸很久了，我們在外面都有自己的住處。」

「只有他和媽媽住，那他和媽媽很親近囉？」我問。

他又搖搖頭：「沒有，反而很緊張，他國中沒畢業就和人混，飆車、打架、逃家，還曾放火被抓有犯案紀錄。我知道是我們家害了他，媽媽神經質，常一直嘮叨，她沒有能力關心孩子，事情讓她知道只會越來越複雜跟緊張。我們幾個孩子大了便受不了而搬出來，只剩下他在家裡面對媽媽……」他無法控制的流下淚來。

我和寶弟的哥哥談了許多家庭的過去及糾葛的關係，我漸漸的清楚寶弟在面對家中無時無刻龐大的情緒傷害時，他經驗到情緒會造成痛苦，所以必須漠視自己的感受及需要。可是人終究會有情緒難以平復時，在對自己情緒陌生、不了解的情況下，他能做的便是用肢體去宣洩出來，用暴力、用飆車，用感官及肢體去幫助自己轉化掉心中的悲傷、不平及抑鬱。

但是在脊椎處長了薄軟的惡性瘤之後，他的身體下半身不得已的癱瘓，使他在還沒學會藉著表達抒發情緒感受時，他的肢體已失去幫他抒發感受的功能。

這層的了解，讓我可以告知團隊，寶弟所學習的自我調適方法並非是覺察與表達，若我們期待寶弟能用此方式來與我們談論死亡、談論患病的感受，勢必我們會希望落空並且喪失士氣。

經過反覆的溝通與協調，團隊一致地將目標放在可行的計畫上。我們決定隨時保持開放的態度，迎接任何時間寶弟可能提出的需求。另外著重對寶弟家人的關心，增進他們相處時的彼此支持。

之後的日子，寶弟的哥哥為他請了一名看護員照顧他，休假時，寶弟的大姊及小姊姊會輪流在病房陪他。

寶弟因為疼痛問題及症狀緩解，便決定回家接受安寧居家護理的服務。第二次入院，他的腫瘤明顯轉移，附著在頭顱外表，因著腫瘤過大而將右眼珠擠推出眼窩，造成無法眨眼及閉眼。護理人員小心處理他的眼睛，避免乾澀及感染。

但感染還是找上了他，他發燒、意識不清。正當我打算和寶弟的哥哥談談寶弟的變化及死亡的可能，寶弟的哥哥竟已停掉工作，全時間的待在病房。我約他到病房外談話，我問：「你今天特別過來嗎？請假嗎？」

「不是，我將工作辭掉了，不好意思再請假。」

「你知道弟弟的情況，日子有多少我們不知道，但他的情況必定是越來越不好的。」

他點點頭：「我知道，事實上我自己的生活一團亂，所以去算命，算命的師父提到農曆年前我家會有喪事，建議我將喪事處理完再說。」

雖然他是因為算命師父的話才決定全時間照顧弟弟，但想到寶弟身邊有家人陪，我還是替他高興。

「請問一下……我看我弟弟這麼痛苦，為什麼不能給他一針讓他趕快死呢？這樣對他比較好啊！」

我沒預料到他會提出這個看法，我問他：「是你覺得他痛苦，還是他提出來的？」

「我覺得他這樣很痛苦，我想他自己也會覺得很痛苦。」

「所以你覺得我們幫他打一針，所有問題都解決了。你希望別人將你弟弟的生命提早結束，如果這支針交給你，你會打嗎？」

他搖頭：「但我會簽署同意。」

「很矛盾，是不?你希望他的生命早點結束，卻不願意打這針！」

他不發一語。

「他的生命多長不是決定在任何人的手上，那像極希特勒大屠殺。即使是受苦、受難，人都有存在著的意義及價值。以我對寶弟的接觸，他仍有對生命的執著，他還留戀你們。」

他開始流淚，我靜靜的陪他一會。許多家屬都會經歷這樣的感覺，很不忍心看到痛苦的畫面，希望痛苦趕快結束，但並不代表他們真的希望結束親人的生命。關懷病人及家屬都必須要有能力去承接他們提出的任何想法，他們需要有人能與他們談這個想法，並且不擔心被指責及批評。

寶弟和家人的疏遠關係及無話可說，並不是在住院的短時間內可以完全改變，加上照顧病人的壓力及沉重感，寶弟和哥哥大部分的時間都保持沉默，寶弟依然盯著天花板，哥哥則是看著自己的報紙，度過無數個日子。

寶弟的生命並沒有真的在農曆年前終止，一直到清明節日，我返家過節，在夜晚的夢中，我清楚的見到寶弟來與我道別，說他的時間已到。

早晨清醒的我，回想夢中的情節，心想莫非寶弟已離世了？馬上撥一通電話回病房，詢問當班的護理人員，得知寶弟仍在病房，我的心才安了下來。在那刻，我真實感受到自己原來對於寶弟並未放下心，心中的掛念藉著夢全顯現出來。我明白我必須在寶弟死亡之前好好地向寶弟告別，好好地處理自己內心也有的未完之事。

回到病房工作，我找到一個時間前往寶弟的病房，越來越接近他的病床，我就越清楚聽到寶弟和哥哥的爭執。

寶弟的外型已完全變樣，全身水腫，頭部的腫瘤將臉擠壓得更嚴重，他以一種近似哀求的聲音對他哥哥說：「哥，我們回家好不好？我要回家……」

「不行，你這樣怎麼回家？不行，不要再說了。」寶弟的哥哥仍是坐在病床邊的躺椅，看著自己的雜誌。

「哥……我可以回家，我們回家好不好？」寶弟哀哭著說。

「你不要這樣任性好不好？你回家叫媽媽怎麼辦？媽媽怎麼照顧你？」

「我不用人照顧，我們回家啦！」

我聽到他們的對話，敏感到寶弟想回家可能來自於他意識到自己時間不多了，我趨向寶弟床邊，輕拍著他的胸問：「寶弟，你想回家多久？我們請假回去看看，好不好？」

寶弟未回答，他的哥哥已搶先說話：「他回去就不會想再來了，他這樣回去怎麼行？」

寶弟繼續哀哭：「哥，回家好不好？」

「你總是只顧自己，自己想怎樣就怎樣，都不顧慮別人。」哥哥大聲的斥責。

我慢慢地問寶弟：「你想回家看媽媽嗎？」

「回家去好不好，這樣哥哥就不用照顧我了，他可以去工作了。」他吃力的看著我。

我聽到寶弟的回答，難過的想掉淚：「寶弟你擔心的是哥哥的工作嗎？是心疼哥哥的辛苦嗎？」

「我們回家好不好，哥哥？」

我轉身看著寶弟的哥哥，告訴他：「你聽到了嗎？他是捨不得你這麼辛苦，這麼累。」

寶弟的哥哥不說話，我看到他眼眶也有淚水，但他還是看著雜誌堅定的說：「不會，我不會辛苦。」

我看看寶弟，看看他哥哥，我肯定寶弟是回不了家，我問他的哥哥：「沒有辦法讓他回家嗎？」

他沒有抬頭，只是沉默。

我離開病房，感受到強大的無力感。哥哥抱著過去對寶弟的看法，視寶弟為製造問題者，他們之間有的多是負向的感受與互動。對著早已破損不堪的家庭關係，我除了深刻的感受到中間的緊繃與貧乏之外，我的確無法如神仙、如救世主的拯救他們，這畢竟真的是現實人間。

寶弟需要愛、需要關懷、需要親近，然而這都是這個家庭無法提供的。寶弟終究沒有回家，過幾天的傍晚，我與另一位病人談完話，走出房門時，聽到寶弟的哀嚎，我疑惑著那哀嚎聲是疼痛嗎？是難受嗎？

我立即轉彎走進寶弟的病房，看見寶弟的哥哥仍舊坐在病床邊的躺椅看報紙，我問寶弟：「你痛嗎？不舒服嗎？」

「他最近都這樣叫，沒意義啦！」寶弟的哥哥看了我一眼說。

我聽到寶弟這樣費力哀嚎那麼久，相信寶弟是發出某種訊息，我輕拍著寶弟的胸及手臂，並輕聲說：「寶弟，我聽到了，我知道你很痛苦，我在這裡陪你。」我慢慢的按摩他的手、他的肩。他完全無法回應我，但他感受到我在他身旁安撫他、心疼他，哀嚎的聲音漸漸減弱、漸漸停止，他漸漸地睡著。

我轉頭看寶弟的哥哥，發現他仍冷漠地看著他的雜誌。我有說不出的悲傷，因為我真的感受到寶弟的時間沒幾天了，家人仍未重視他，過去的生命如此，即將生離死別，依舊如此。

寶弟果真在幾天後結束他二十年的生命，寶弟的哥哥無法讓自己面對這一切，只留下一句：「這段日子的沉重，讓人不想回憶。」

而我，因為寶弟的生命而再次確信人是需要無條件的愛及親密。寶弟是那麼渴望親密的愛；想要與家人靠近，想要知道自己的生命是被愛著的，但他始終沒有獲得擁抱與給予。

陪他一段的時光中，我盡自己的一份心力，希望他能體會到自己是被愛的、被心疼的及被呵護的生命，即使我知道，之於我的身分，我能給的極其有限。然而，在他死亡的時候，我心中沒有遺憾，因為我真心的關心著他，我能做的我已盡力。而寶弟的生命，讓我領悟到愛與靠近，對任何生命都是重要的，這世上，沒有人真的完全不需要愛的撫慰、愛的親近。

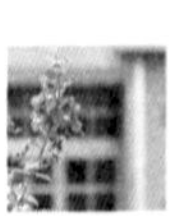

生命再回首

愛，不必然存在於每個家庭；而愛的能力，也不必然是每個人都具有，這是我越來越明白的事。

也許當初投身在安寧病房工作時，會好希望能見到每個家庭都充滿愛的陪伴著親人面對著生離死別，但事實上，不是每個家庭都能如此呈現，也無法如此體會。對大多數有著一位病人的家庭而言，「疲憊」與「無力感」才是更常出現，也能容易被知覺到的感受。而「愛」的展現與付出，已經被大量的疲憊及無力感覆蓋，見不到光芒，也感受不到溫度。

我仍然願意相信寶弟與家人之間是有愛的；不論是母親和兄姊對寶弟而言，或是寶弟對兄姊及母親而言，仍然有屬於他們的親情之愛。只是，疾病惡化的壓力和死亡的沉重感，讓愛被壓到人心的最深處，難以被他們觸摸，及表達出口，反而是一種希望寶弟可以盡快解脫，大家也可以獲得一口喘息之氣的反應。

寶弟哥哥在寶弟過世後，所說的那一句：「這段日子的沉重，讓人不想回憶。」我在此句話裡感受到心酸，及一種無奈的無力感，那當中說著一種說不出口的心裡話：「除了看見寶弟的痛苦，除了承受所有家人的痛苦，除了經驗到死亡之前的無力可施，我實在無法感覺到這一段日子有什麼好讓我記得與懷念的。」

這種無力感及沉重的痛苦感亦是真實。當我們過去來不及在家人之間經驗愛的交流，也無法在生活中累積和儲存豐富的愛的體驗值，累積的可能只是負累感和受傷感，及很多說不清楚的愛恨糾結，當疾病或死亡的重擔壓力來臨時，就只能赤裸裸的呈現出一個家庭愛十分貧乏的樣貌。

生存在一個愛貧乏的家庭中，這當中的每個人其實都已經夠苦了。為了生存，已經付出相當大的努力去掙到一點生存的所需。為了活下去，每個人都要各憑本事，誰也沒有再多的資源及能力去支持另一個人時，多來的承擔，就會是一種責任或道德的壓力，而感受不到愛的意義，也無法接收到因為愛所受苦而回饋回來的力量。

無論如何，寶弟和家人之間的生命故事，讓我更多的明白，生命的療癒和家庭的傷痛修復，需要足夠的時間，那絕非是壓抑或延遲到生離死別的時刻，我們就能來得及去領會與學習。善待，是生命需要願意關注的習作，無論善待自己，還是善待彼此。

我絕對相信，善終和善別的實現，是必須建立在好好善生與善待的基石上。當我們願意在活著時，好好修復關係，好好靠近心靈，也好好愛惜生命，當關係說再見時刻來到，我們真的才能少些遺憾及懊悔，多些陪伴及互道珍重。那樣，送別前的日子，會成為我們最珍惜和互訴真心的時刻，也為我們的關係留下更多的祝福、感謝和愛的溫暖記憶。

心靈屏障

「你知道自己的病已是很嚴重了嗎？」她點頭，眼淚悄悄地滑落下來。「很捨不得先生及小孩，是不是？」她繼續點頭，眼淚更是無法抑止。

屏兒是一位美麗的女子，有著都會女性的聰穎與氣質。三十三歲的她罹患腦瘤，已確定為不可治癒而住進安寧病房。第一回住進安寧病房的她，是母親陪伴身旁，先生在上班，三歲的兒子由婆婆照顧。

屏兒很少麻煩醫療團隊，當團隊查房時，詢問她身體是否有難受的或需幫忙的，她總是微笑，搖搖頭。她的客氣讓團隊無用武之地，也只能客氣微笑的回應她：「那需要我們時要告訴我們喔！」

除了母親及先生，屏兒拒絕別人幫她清理私處，也不喜歡陌生人待在她的病房內，屏兒的自主與獨特，令我對她留下深刻的印象。

屏兒並未住院太久，可能掛念孩子吧！當情況穩定時，她便迫不及待的回家去，我沒有太多的機會與她接觸。

經過一個月，屏兒再度入院，她的樣貌已不是先前的娟秀與恬靜。腫瘤在她腦裡肆意侵害，導致她身體全身癱瘓，只剩下右手能勉強揮動，右眼要很吃力才能看見物體。她的語言能力也嚴重受損，只能嗯嗯啊啊的表達，旁人很難聽清楚她的話，當然也無法明白她的意思。

溝通造成那麼大的困難，使得屏兒的心情越來越煩躁，母親及先生也不知該如何了解起。可能獲得《潛水鐘與蝴蝶》這本書的啟發，屏兒的先生有了將注音符號表放大的靈感，讓屏兒可以藉著指認注音，將話一個字一個字的拼出來。

一開始用，滿有效果，屏兒想喝水、想說話、疼痛，都能藉著拼音讓先生明白。拼音雖辛苦，只要能幫助屏兒，先生都耐心的在旁一次又一次的確認屏兒的意思。

但是屏兒不知怎麼的，情緒反應日漸變大，也無法靜下心來和先生再用著注音符號表達溝通，她哭、喊、拒絕點滴，讓媽媽及先生都不明白屏兒究竟怎麼了。團隊以為屏兒無法接受自己的疾病變化，氣憤的拒絕任何療護措施。所以大家朝著安撫她的方向走，期待她能平復情緒、安心接受醫療。

這個期待並沒有如願，屏兒的哭喊越發劇烈，先生不得不向護理人員求助，希望找我協助，試著去了解屏兒的內心及成為他們溝通的橋梁。

我來到病房門口，和先生在房外進行簡單的會談，先生告訴我他擔心屏兒可能是無法接受自己即將死亡，所以恐懼、害怕、不安，使得情緒難以控制。我回答先生，這是一種猜測，但仍需要和病人本身核對，才知真相是什麼。我必須和屏兒有段時間在一起，才有機會知道她的想法。

屏兒的先生讓我和屏兒單獨在房內，我到她的床邊試著找到一個好角度，使她容易看到我，並撫摸著她的手告訴她：「屏兒，我是絢慧，是這裡的社工師，你記得嗎？我知道你受苦了，你清楚自己的病嗎？」

她吃力的點點頭。

「我很關心現在的你怎麼了？你很擔心自己的病嗎？」我問。

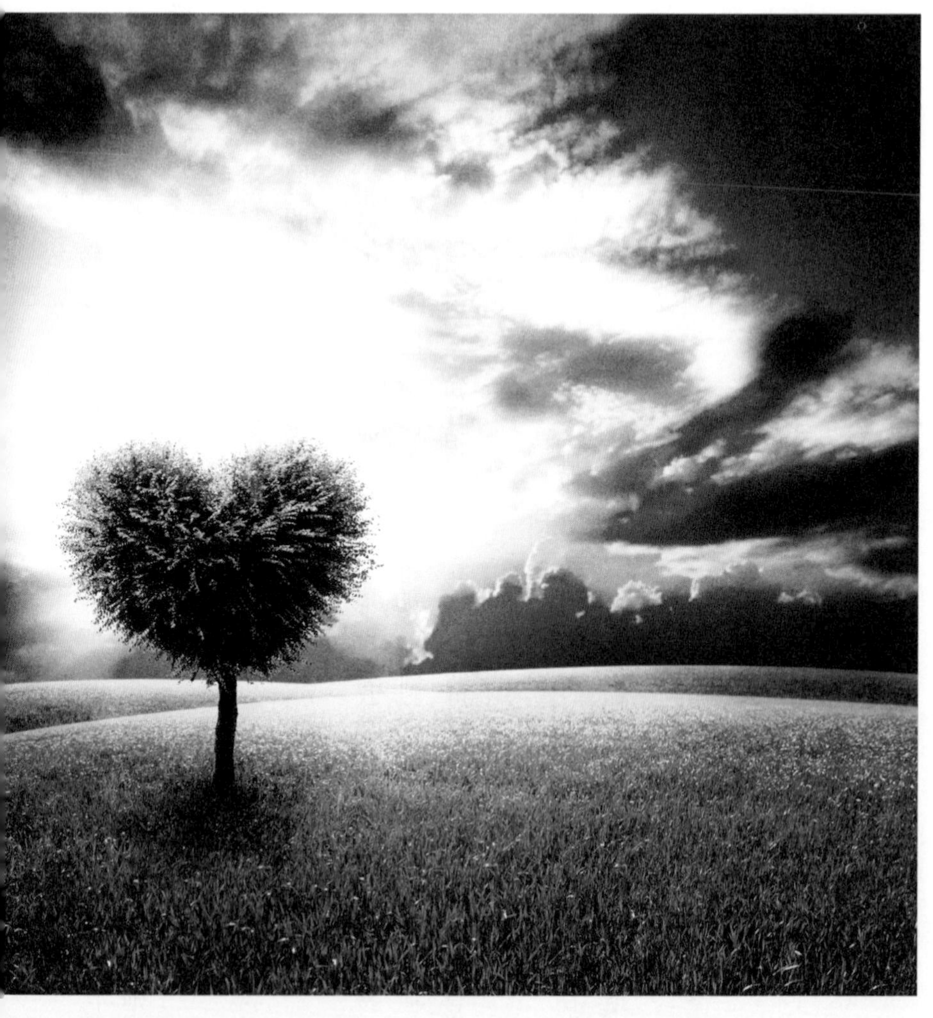

她仍是吃力的搖搖頭，但表情有些痛苦。我探身靠近她：「是痛苦嗎？不舒服嗎？」

她依舊搖頭。

「你知道自己的病已是很嚴重了嗎？」

她點頭，眼淚悄悄地滑落下來。

「很捨不得先生及小孩，是不是？」

她繼續點頭，眼淚更是無法抑止。

「你很愛他們：很愛他們，放心不下他們，是嗎？」

她像被說中心事的模樣，非常吃力的要張開嘴說些話，並舉起右手僵硬的手指，指向她先生常待的位置及母親常站的位置，發起一連串的音，聽起來很焦急、很擔心。

我的直覺告訴我屏兒知道自己的時間近了，她放不下的是先生和母親是否準備好要失去她。我很快的問屏兒：「屏兒，你擔心先生和母親不知道你要離開他們了嗎？你怕他們會很傷心，不知道你要走了嗎？」

我一說完，屏兒突然放聲大哭，哭聲加上哀嚎，聽起來更令人感覺悲傷。屏兒不斷努力發出聲音來，設法使我明白她的意思，我盡力想聽清楚，卻無法確認真正的意思。於是，我拿起擺在床邊，放大數倍的注音符號表，對屏兒說：「屏兒，我們用拼音，你慢慢的一個一個符號指給我知道，我們慢慢拼出你的意思。」我把注音符號表放在她的上方，並試著讓她的視力對到焦距。

她極度吃力的要指某個符號，我們花了很多時間；我一再的鼓勵她、替她打氣，她好不容易的指完第一個字：ㄎㄨㄞ，我詢問音節之後，得知是四聲，因此第一個字是「快」。我們繼續努力拼出第二個字的注音符號：ㄑㄩ，依舊是四聲。我馬上回應屏兒：「你希望我快去幫助你的先生及母親！你希望我去讓他們知道你快離開他們了！」

屏兒努力的點頭，不斷大哭出聲。強烈的哭聲震撼了我，因為我知道裡面包含著太多對先生、對母親的不捨、心疼與愛。這震撼讓我不由自主地流下淚，我感受到屏兒與親人之間是多麼為彼此擔心。先生擔心屏兒是因無法接受疾病而心裡難受；屏兒則心急先生及母親無心理準備她即將離開人世的事實。兩方都為對方設想，卻不忍心和對方談這一些想法，生怕刺激對方，使對方傷心。

我對屏兒堅定的承諾：「我一定將訊息告訴先生，並協助他明白你心裡的掛念和心疼。如果他面對這個分離，悲傷太強烈，我也將提供幫忙。」

開了房門，先生便立刻從房門口的長椅上起立，非常關心我和屏兒的談話內容。我轉告先生：「屏兒所呈現的不安反應，並非是不能接受自己的疾病與死亡，相反的，是擔心你們無法面對她要離開你們，她即將死去的事實。」

先生一聽我說完，頭一低，沉思了半晌，回應我：「我們其實一直在做心理準備，我看了很多書，也尋找許多資料幫助自己面對，可能是我都沒讓屏兒知道，她覺得我一點準備都沒有！」

「那請和她直接談吧！你們都為彼此擔心，談一談，好讓你們彼此都放心。把那些她可能會擔心的事，或你有思考到的事告訴她，與她分享，這會幫助你們彼此。」

先生點點頭，跟我道謝後告訴我，他知道怎麼做了。我也相信，這個橫跨在他們之間許久的心靈屏障，已慢慢移開、漸漸化開。如今他們可以坦然的交談，不再受到擔憂的束縛，以致難以開口表達內心的話。當真實的碰到彼此內心最深處，即使是不捨、悲傷、痛苦，他們都一起走過，一起感受真心，也一起擁有了這人世體會到的真愛。

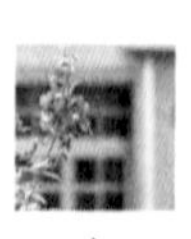

生命再回首

我和屏兒的生命相遇的時間很短很短，但在我的記憶中，她卻如此令我忘不了。她的心靈力量讓我震撼，她讓我知道，她面對了自己的死亡，知道迴避不了，而最令她放不下的不是自己生命太短的不甘願，而是先生是否有所知情、有所準備。她一定也心疼孩子過早就會失去她這個母親，基於這些原因，她更需要盡快讓她的親人知道她的生命要離開的事實。

我也從屏兒身上體會到，當我們失去和外界溝通的方式時，當我們無法再如以往自然流暢的表達時，心中的急切、慌張、挫折及無助感勢必會相當難受。如果挫折感反覆出現，阻礙難以疏通，那放棄溝通及表達，放棄讓外界理解自己內心想法及感受的念頭，可能便會難以抑止的萌生。

所幸，屏兒沒放棄努力再去表達，也接受來自專業團隊的陪伴及引導，讓我們一起突破死亡的阻隔，將愛的在乎、愛的心意傳達出來。

我的記憶猶新，當我得知屏兒所要傳達的心聲的當下，我因為情緒激動而顫抖著身體，鼻酸卻又感受到一份愛的力量，那力量讓我堅定的回應屏兒，我一定會成為這位轉達者，我一定要讓她和家人之間的關係再次連結，再次相繫。即使是死亡，我相信，也絕對不能隔絕——愛的存在。

沒有真正活過

「櫻姐，我知道昨天發生的事，你現在心情如何？」我注視著她的眼睛，仔細端詳她的反應。她又勉強堆了一些微笑：「我已經管不了這麼多……我自己都顧不了我自己了。」

人面對死亡的惆悵與不甘，或許是因為感到生命未活得精采、未實現自己對於生命藍圖的期待與規劃，或者是從未想過自己的生命可以如何的活著。

櫻姐的一生全為著別人而存在著，她盡一個妻子的角色、盡一個媳婦的本分、盡一個母親的責任，她一直以來的想法是順服先生、孝順公婆、養育兒女。但到生命的最後，她才恍然大悟，她從未為自己活過，她甚至不認為自己活過。

櫻姐的丈夫對她不好，長媳的她一肩負起照顧公婆的責任，丈夫卻常不在家中，經濟也不供應，她必須要到工廠做點加工，好掙點錢回家維持家用。三個孩子自小到大也是她邊工作邊養育的。

櫻姐因子宮頸癌末期住進我們病房時，她的大女兒已滿二十歲，兒子與小女兒也已讀高中，而先生卻已在三年前突然間過世。這段二十多年的婚姻，即使先生並未對她疼愛有加，也未供需不乏，她仍守本分的不多加埋怨，她總輕輕說一句：「日子總是要過下去。」

這樣的一位女性；忍耐、順服、溫和、體諒，卻讓她的大女兒——小雅憤恨不平。小雅看著母親的苦及委屈，然而母親卻也期待她如此這般的沒有自我、奉獻自我、順服別人。這些體會讓小雅的成長過程極力想掙脫失去自我的囚籠，她在家族中為自己抗議、爭取；她不想活得沒有自己、沒有自主自由。在不合長輩親戚的認可下，她選擇高中畢業就離家，自力更生。

櫻姐患病之後需要有人照顧，逃避不了眾人的要求，小雅回到母親的身邊，開始照顧母親的日子。

我接觸櫻姐及小雅部分的原因是因為經濟問題，另一部分的原因則是小雅在病房壓力很大，她想好好照顧母親，但一想到弟弟受到祖母保護寵愛而沒有協助照顧母親的意願時，她便難忍心中的無名火，而控制不了的在櫻姐面前抱怨，要母親公平點；要求弟弟假日來病房負擔照顧。

小雅的憤怒讓櫻姐不知該如何是好，母女的關係一度緊張。櫻姐多次的表達：「我的女兒跟我一點都不貼心，我該做的都做了，現在還要看她的臉色。」

我和小雅會談好幾次，她的個性剛硬，很有自我主張，也勇於表達。二十歲的年紀早已有濃厚的社會人氣息。我嘗試了解她的成長過程、耐心的聽她所認為不公平、不喜歡、不悅、不平衡的事。我知道越多，越能感受到她內心受到的傷害、委屈、悲傷。在我眼中，她其實還是一個渴望被愛的孩子、期待被肯定及被欣賞的孩子。

我將我認識的小雅和櫻姐分享，引導櫻姐去認識一個不同的小雅——不再是不懂事、製造問題、自私自利的小雅；而是一位替母親叫屈、希望弟弟多與母親相處、想保護家人不要被欺負的小雅。

於是，櫻姐似乎也想改善和小雅的緊繃關係，她會聽聽小雅說的笑話，會讓小雅推她出病房走走、會謝謝小雅的辛苦。

只是，這段美好沒有停留太久，小雅為著母親聽信小叔的話將保險的受益人更換為他，而大為震驚發怒，特別是因為櫻姐認為小雅不能妥善運用這筆錢，而將此筆錢委託給小叔。對小雅來說，祖父母、叔叔嬸嬸、姑姑全是壓迫她、看輕她、批評她、不信任她的人，如今母親竟然依著婆家的意思成為另一個否決她的人，小雅氣急敗壞，天天在病床邊要求母親恢復受益人為他們三個小孩的名字。

我無法偏袒任何一方，即使她們住進病房，不代表醫療團隊任何人可以成為判官，去定誰是誰非。也不表示我們有權利去介入、去闖進家庭系統裡取代任何人。家庭的問題仍是要家庭的成員一同溝通、表達、決策，他們必須找到對他們來說最好的決定。

我能做的是成為雙方想法的聯繫者，我和櫻姐談到小雅的擔心，若是小叔果真沒將保險金交還小孩怎麼辦？他們以後如何生活？他們可能要看盡別人臉色！

也和小雅談到母親的不安，希望有個人協助他們妥善運用保險金的想法。並和小雅談到若真沒此筆保險金，日子要如何計畫。

事情的最末，櫻姐仍沒有恢復受益人名字，小雅也不再存有希望。

平靜一段日子的母女，又因著小雅在病床前和弟弟爭吵，並打了弟弟一記耳光，使弟弟轉頭離開，表達出不來看母親也不後悔的想法，讓氣氛再度緊繃。

星期一的上午，我聽到護理人員的轉述，感覺到問題的複雜及嚴重，便立刻至櫻姐的身邊訪視她。

櫻姐一人靜靜地在病床上，神情恍惚，精神虛弱無力。我坐在她身邊的椅子，握著她的手。她回神看看我，勉強笑一笑。我知道她實在是無能為力，對於發生在她身上的事，她已無力抵抗。

「櫻姐，我知道昨天發生的事，你現在心情如何？」我注視著她的眼睛，仔細端看她的反應。

她又勉強堆了一些微笑：「我已經管不了這麼多……我自己都顧不了我自己了。」

「櫻姐，你對孩子已失望了嗎？」

「我已沒有力氣去處理了，我的兒女這樣對我，無法體會我的感受，我已不會有期待：我的孩子不能像別人的孩子一樣貼心，這已是沒有辦法的事了。」

望著她無奈的表情、麻木的心情，我真的非常心疼。瞬間，我想到我眼前的這位女性一輩子努力去維持一個家，可是最後這個家沒有一個人肯定她、珍惜她、留戀她。我不禁悲傷萬分，是櫻姐內心真實的悲傷感染到我？還是我動了惻隱之心？我難以區別，但我知道我真實難過，我的淚水為著這些難過而滴落下來，無法克制。

櫻姐伸手擦拭了我的淚水，她將頭依靠著我的頭，對我說：「不要哭，你是一個好女孩。」

我誠實的告訴櫻姐，我的確無力協助改變這個家庭長久以來的怨懟情仇，我只知道我要陪伴她，不要讓她感到那麼的孤單與寂寞。

櫻姐虛弱的對我說：「有些不甘心，我覺得這輩子我沒有好好活過，我以為孩子長大後，我就可以卸下重擔，過我要的生活，卻沒想到沒有機會了！」

「櫻姐，你一生辛苦了，就從現在開始做你自己吧！你的喜怒哀樂不用再掩飾、隱藏，你是重要的人，你要愛你自己。」

櫻姐靜靜的點點頭。

櫻姐沒有機會再告訴我，她是如何愛自己的。她的身體終究無法承受她的生命。在她離世時，我由衷的希望她已讓自己完全的活著；我是如此祝福著她。

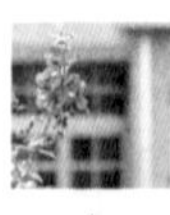

生命再回首

和櫻姐生命的相遇，我真真實實的看見，也體會到一位「女性」如何存在於我們的文化中；那種長久以來不問自己過得好不好，只關注夫家一切，擔心自己有沒有盡力付出的女性。傳統價值觀的框架灌輸，及習以為常的生存姿態，讓櫻姐走到自己生命的臨終處，才恍然領悟：「我沒有好好活過……」讓我不勝唏噓，不忍心，且心疼。

一個被視為要無盡給家人愛的女性，每一個人都習慣的對她伸手要關注、要滿足、要愛、要照顧，可是，又有多少人真心的懂，也深知她的需要？她也好需要愛、需要呵護、需要護全、需要照顧、需要肯定，需要被看見她內心的脆弱及恐懼。然而，因為她的角色及身分，她只能背負，卻沒有一個機會停下來，真心的問問自己，自己究竟過的日子是否是她要的？是否也是她所滿足和滿意的？

櫻姐，終究沒有這個機會。生命之神，並沒有給她有足夠醒悟的時間，也沒讓她來得及觸摸自己的心靈，醞釀自己的生命力量，好讓她有足夠的行動力，為她自己的生命爭取多些空間、多些尊重、多些在乎、多些成全。

所以，當我回想起櫻姐，我真心感謝她的生命讓我上了寶貴的一課，那是關於我要必須看見我身為女性的生命，究竟是否是真實活著的人，還是只是一個被期待、被要求的角色及身分而已。

當年的我二十六歲，才正要開始被社會化的標籤標定我該成為怎樣的一位女性：順應、乖巧、懂得看臉色取悅他人、體貼、聽話、讓人不嫌棄、無時無刻關注在他人身上、不斷照顧他人……所謂一個「好女人」的標定，也在無意識中被我內化為我的一部分，並且不加思索的奉為圭臬。

然而，當我見到櫻姐這位絕對可稱為「好女人」的女性在我面前時，我卻忍不住的悲傷，忍不住的為她惋惜及感覺委屈，她的生命遭逢及經歷到的處境，讓我真實的體會到「受苦」為何。悲苦的女性，卻無人能夠在她生命最為脆弱，最需要一份愛的時刻，停留在她身邊，好讓她能夠回顧過往而感到一絲值得及美好感覺。

這一直堅強靠自己的女性，一直只問自己該如何付出的女性，她沒有機會聽到她也值得好好為自己活著，好好學會愛自己。但她與我相遇，卻是讓我得到了機會，意識到自己的存在，也意識到最終，我仍然要選擇對自己有所交代。回看我這十年來，不斷影響女性懂得愛自己，懂得照顧自己，也要試著懂自己所受的傷及苦，我相信，這當中有櫻姐生命的影響，是她讓我不僅看到女性所背負的苦及傷，也是她，讓我領悟到，學會愛自己，我們才能真正善別我們的人生，肯定自己此生所經歷過的努力與投入。最終，我們雖然告別一切，卻沒有失去自己，我們仍是陪伴自己走到生命彼岸最可靠，也最富有愛的靈魂。

愛要及時

在病床邊的小女兒喃喃自語的說：「我們當然不能看著媽媽死去，我們一定要想辦法救她。」

在台灣，設立安寧病房的原意並非是將臨終病人找個地方收容他們，使他們與世隔絕，在那裡死氣沉沉的等待斷氣的那一天。

安寧病房的出現，是希望醫學所診斷為末期病症的病人，能有一個地方，減緩他們的疼痛問題、不舒服的症狀，並能一同關懷看顧他們的社會心理需求與靈性平安的需要。若沒有這樣的中途站，病人及家庭的重擔壓力、無助害怕沒有人可以協助，所有的問題皆可能演變得越來越糟。家庭及社會付出的成本會更多；久病厭世而自殺的人口會增多、家庭崩潰而發生自傷或傷人的可能性也增高。

所以，安寧的理念是讓病人獲得妥善的療護，提升生活品質，並能和自己的疾病和平共處，珍惜時間去把握住美好的事：和親人相處、去互傾訴愛意、去感謝彼此的付出、去原諒彼此的傷害。疾病的痛苦與難耐，必須要靠著愛的力量去跨越。

不能避免的，不清楚安寧內涵的人太多了，許多的醫療人員、病人、家屬將安寧病房視為瀕臨死亡時才去的地方，正因如此想，往往病人血壓在降、瀕死症狀都出現了，其他科醫療人員、家屬才同意轉至安寧病房。那時，安寧團隊和病人家屬往往是雙輸的。安寧團隊輸掉讓病人的末期生活品質提升、緩解疼痛問題的機會，也輸掉了讓病人和家屬能有足夠時間平安的看待生命的結束，更被貼上不祥之地的標籤，受到誤解。

病人家屬輸掉的更多，他們不僅輸掉一直等待病人會康復的希望，還輸掉與親人相處的時光、輸掉完成心願的機會、輸掉妥善處理未完之事的時間。相繼而來的是死亡來時感到太突然而情緒難以平復，甚至崩潰。

終日在安寧病房工作，歲月累積經驗，我體會到一個事實：末期病人的死亡隨時都可能赴約，有些死亡會預告即將來臨，卻也有死亡來得靜悄悄，出人意外。

許多次，我被緊急傳呼至病房，為的是新轉進的病人，住進一兩天便已完全呈現出瀕死的樣貌。家屬根本無法接受親人變化得這麼快，當然更不願意接受醫療人員的評估：死亡將在這幾天發生。

他們無法讓自己就待在病人旁邊陪伴到最後一刻。他們對安寧醫療人員有著許多不友善的反應，認為是病房風水不好、照顧不好、轉病房是不對的。任何的理由都是家屬不願意承認病人即將死去，畢竟死亡真的是令人感覺沉重。

其中一位病人令我印象深刻，她是從其他內科病房轉過來的，在安寧病房只住三天。第一天，當團隊接入她，她不只會疼痛、呼吸困難、腹水腫脹、意識不清，情況更糟的是血壓已有往下降的趨勢，從吸氣中斷數秒後才能再吸入一次來看，病人已進入瀕死期。團隊馬上進行溝通，告知家屬如今的目標是讓病人舒服安詳的死去，不要延長痛苦、不要製造恐懼。並希望家屬盡快和其他未在場的親人聯絡，共商後事的預備。

第二天早上，護理站開始接到病人大女兒的電話，電話中的大女兒要求整本病歷她都要影印，所有檢查的報告也都要。護理人員耐心的詢問用途，好方便準備，大女兒充滿憤怒的表示，既然西醫已放棄母親，她只好尋找偏方，她最近已獲知有一個地方的草藥，能治好癌症病人，她一定要去試試看，她絕不放棄任何一線生機。

在病床邊的小女兒接到大姊的電話交辦，也只好催著護理人員快找醫師寫同意病歷影印。小女兒喃喃自語的說：「我們當然不能看著媽媽死去，我們一定要想辦法救她。」

這一個早上，時間在一陣混亂中飛快而過。護理人員找我到病房，期待藉著我這位沒有濃厚醫療人員色彩的專業人員與家屬溝通，讓他們明白病人的生命正在一點一滴的消逝中，若家人仍在院外找尋所謂可治好疾病的藥物，那麼他們將會喪失和病人最後的相處時間，對病人的愛及感謝也將無法表達。

人世間的殘酷是現實，仍會持續進行中。家屬未接受團隊的忠告與建議，也沒有大徹大悟如今該珍惜的是什麼！他們還是滿懷希望的在找尋奇蹟，或許這是我們文化長期對我們影響：不要面對死亡的存在，無論如何，一定要想盡辦法救活病人。

病人在第三天的下午等不及所謂的偏方或奇蹟，也等不到在外奔波找尋奇蹟的親人便離世了。

對於這個結果，我覺知自己有太多震撼及疑惑，也有許多惆悵與感慨。我感慨著我們實在沒有足夠的時間去協助這個家庭；惆悵著這個家庭花了太多時間及心力在已知是不會改變的事上；疑惑著人竟有困難去抉擇什麼是最寶貴及重要的事；震撼著死亡來得如此快速，不容置疑。

死亡往往不是悲劇本身。真正的悲劇是死亡發生時才發現許多該做的事並沒去做；許多想說的話也沒有機會去說了。死去的人留下太多遺憾及未完之事，活著的人也保留許多遺憾和未完之事。當天堂和人間遙遠的分隔線已成為內心無盡的悲痛時，一切感覺都已晚。

珍惜現在吧！是我對自己的忠告。

我滿腦子都是電視上的咖啡廣告詞：

「生命就應該浪費在美好的事物上。」

這話的美好讓我沖掉一些無奈與沉重的感覺，又可以開始微笑的過我生命的每個現在。

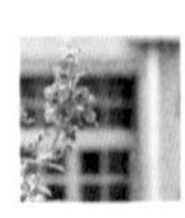

生命再回首

再回想這些令我感觸的經驗：「人們無法好好的辨識生命最需要把握的事，反而是讓許多的時間被焦慮及無意識的恐懼驅使，慌亂、匆忙、焦急，卻錯過最重要，也最需要珍惜的事。」這仍讓我感覺遺憾、可惜。

然而，我現在會更理解的是，一個時刻所呈現的現象，往往是許多因緣的聚合，也是諸多過往經驗的影響。

怎麼說呢？對一個家庭而言，有親人走到臨終，或者說，臨終處境降臨在這個家庭，所引發的反應和因應的態度和方式，都不是一時間導致的，而是混雜著、交織著許多家庭系統的內外在因素，例如，家庭中成員彼此的關係，是否過去就有著許多愛恨情仇，以致死亡的臨現，將愛恨情仇的未竟情緒翻攪而出，過去的愧疚感、罪咎感、憤恨感、懊悔感、失落感……可能都強烈的被提取出來，成為我們最難過得去，也最難接受死亡竟然發生的情緒源頭。

因著家庭系統內必然有著許多過去的生命歷史，糾結著彼此的生命，也糾纏著彼此的愛恨情感，因此，我們無法只是單憑「理智」，以就事論事的態度因應。

不僅如此，家庭外的更大系統，包括社區文化、民族文化、生存生態，也都對家庭有著深深淺淺的影響。以十二年前的社會氛圍及思維來說，接受死亡的發生，為自己預備生命結束時刻的態度來預立醫囑，幾乎都被迴避，也被視為不祥的舉動。這樣的觀念與無法擁有自主選擇如何臨終的權利，有長久以來文化層面的影響。

但十二年來，預立醫囑——當生命經歷到疾病末期而自願簽署不急救同意書，已漸漸是可以被接受的觀念，並且慢慢的推動為我國生死文化的一部分。這樣的觀念若被民眾接受，也在日常生活中可以被思考被選擇，那麼當臨終處境發生在一個家庭時，家庭的慌張及無助，焦慮及混亂是有機會減緩的，反而有更多的能力去好好陪同親人一起完成生命的最後一段過程，好好的善終及互道珍重，即使不捨與心痛，我們仍是願意以愛送別至親摯愛。

因著影響一個家庭如何因應死亡臨到的因素十分多重，所以，即使，我們期待看見一個理想性的結果，也未必能實現這樣的結果。家庭的歷史悠久，家庭成員的個體獨特性也存在，走到臨終場境的反應和因應方式，其實都說著每個家庭不為人知的過往，還有他們很私密的情感關係。就算身為專業人員的我們努力的協助、努力的影響，希望人們能夠好好完成善終的生死兩相安意涵，照著我們渴望看見的寧靜、溫馨、安詳的畫面呈現，但我們仍要尊重每個家庭的歷史及文化，也要尊重他們對於自己生命行動的選擇，因為那是過去我們無法參與的生命足跡，有著我們尚未聽見的故事，而呈現出的現象（真實）。

接受現象，接納呈現的結果，然後接住自己身為專業人員，不一定來得及撼動及影響家庭而有的遺憾或心疼情緒，是我這十年多來的另一番學習及領悟。不以我認為的觀點就侵佔他人的思維，也不以我的目標及期待來要求，或粗糙的干涉對方，符合我所認為的「好」及「理想」，而是多些理解和懂生命的脈絡及故事，也多些接納及尊重生命差異和獨特的存在。

在我道別之前

秋蘭的眼眶瞬間流下許多的淚水，我握住她的手，告訴她：「讓悲傷出來吧！積壓在內心會讓人吃不消的。」

澄之在安寧病房短短七天，卻讓我看見他在道別以前展現出的韌性與堅毅。他的妻子秋蘭，與他一同在離別前做最後的奮鬥。他們不願意放棄任何時間，每一秒，若可以留下隻字片語，澄之便會毫不遲疑的說出來、寫下來。

澄之是一位年輕的爸爸，有兩個可愛的兒子，一個七歲、一個五歲。發病之後，秋蘭陪著澄之接受治癌中心的各種治療，但治療的結果並沒有改善澄之的疾病發展。治癌中心也不再建議澄之住院，而改以提供他們居家護理。

澄之的疼痛與難受反覆折磨他，居家護理看著他的痛苦，知道必須要有緩和醫療幫助他，以減輕他的不適，也減輕家屬的壓力，所以澄之與秋蘭在居家護理的介紹下，認識了安寧病房。

澄之住進安寧病房不僅處理了疼痛問題，也幫助他能安穩的熟睡。洗澡機徹底的疏通了澄之的血路循環，將患病以來累積了許多汗水與滄桑的身體，隨著水流波動溫柔的洗滌。

澄之和秋蘭是對勇敢且相愛的夫妻，他們一起面對人生許多難以承受的重，他們談離別、談靈魂歸向之處、談死亡來臨前，澄之可以為孩子們做些什麼。

於是，澄之希望在兒子往後的人生道路上，還能繼續參與著。他希望兒子們知道他對他們的愛，他希望兒子想念爸爸時，就能看到他、聽到他。他利用自己的手還有動筆的力量時，寫下兩個兒子每年生日的賀卡，直到他們滿二十歲為止。澄之很想盡做父親的責任，陪伴、教導、愛他的孩子，讓他們能成長、能獨立。

澄之的力氣隨著日子一天一天的消失，他告訴秋蘭，拿攝影機錄下他想對孩子說的話，時間沒有剩多少，無論如何他都想把握住。

澄之和秋蘭克服對死亡的害怕與分離的痛苦，為孩子做了那麼多事，讓我非常的感動，一個父親對孩子的愛幫助他超越了自己的極限，他並沒有讓死亡打垮他，他甚至清晰的知道自己還有的力量是什麼。我相信澄之對生命有很深的領悟與整理，所以他願意在他死亡前，讓自己完完全全的活著。

然而，我仍是心疼秋蘭在與所愛的人離別時，盡心盡力的與他共患難，所以將自己的悲傷先擺在一邊。秋蘭並不想讓澄之擔心她而做不了事，也不願讓孩子看到一位充滿哀傷的母親而失去安全感。秋蘭內心的悲慟，我默默的看在眼裡。

當澄之身體的情況開始下降，意識逐漸模糊，我來到秋蘭的旁邊陪伴她。我眼前的秋蘭，依舊是堅強的與我對話，她告訴我她看了許多臨終關懷的書，他們已做了準備，他們談過許多話，澄之也交代很多，她都清楚，也安心了。

我靜靜地看著她，內心泛起無盡的心疼，我溫柔但正經地說：「秋蘭，我聽到你們做了許多事，我非常的感動你們的堅強，但此時此刻，我更關心你的心情。這位即將死去的人是你的丈夫，我也知道在你的人生裡，他非常的重要。」

秋蘭的眼眶瞬間流下許多的淚水，我握住她的手，告訴她：「讓悲傷出來吧！積壓在內心會讓人吃不消的。」她告訴我，澄之對她來說是非常重要的人，她的心事、她的想法，只有澄之最了解，澄之是一個好伴侶，也是一個好朋友。如今澄之要離開她和孩子，她真的好無助、好悲傷。

我很慶幸在這一刻秋蘭願意與我分享她真實的感受。當我們能真實沒有忽略、沒有改裝的表露內心的情緒、想法時，我們也就知道如何正面回應它，不致讓它默默地啃蝕我們的心靈。

我因為體會澄之和秋蘭相愛得如此深，所以我要秋蘭知道，因為有愛所以分離是痛的，寂寞和孤單也會伴隨而來，當想找人談談時，我都會在身旁。

澄之於入院後第七天過世，停留在安寧病房的時間好似很短，我卻發現澄之與秋蘭的故事留給我許多回憶，特別是我和秋蘭因此建立很好的關係。

澄之的後事處理完之後，秋蘭帶著孩子繼續過生活。當他們想念澄之的時候，他們一起看澄之留下的物品及錄影帶，當孩子生日時，他們一起拆生日卡、念生日卡。對他們而言，這寶貴的一切都是澄之留給他們的愛與回憶。

人與人總有道別時，有些人不得已要提早離開，有些人則看著所愛的人離開。即使不願意，人都要經歷這一刻，那麼，在我道別之前，我能留下些什麼給我的愛人、親人、朋友，我認真的想著這個問題。

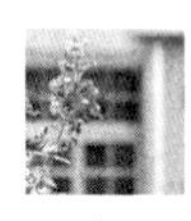

生命再回首

我深刻的記得澄之和秋蘭這對夫妻，如何共同走過生死道別的煎熬及堅毅力量。我時常想起他們，並且視他們為生死習題的模範生。我總是想，他們哪來的力量？哪來的勇氣？哪來的韌力？可以承受著身心力氣的消逝，同時完成將愛留下給孩子的紀錄，無論那是卡片、信件，或影像。

在我們生命中，那些來不及參與摯愛的生命一同去經歷、去感受的遺憾……任誰想到，都會感受到心酸及哀傷。我們多希望我們能來得及為所愛付出，陪伴所愛經歷生命的大小事，成為他生命中不缺席的陪伴者、分享者、護全者。然而，若生死的鴻溝，將我們隔離，讓生命不再能走在一起，不再能共寫生命故事，也無法共享生命景色，那一份因別離所帶來的痛，是多麼讓人心碎，讓人不忍直視。

但是，澄之和秋蘭卻是真實的靠近這份殘忍的命運；澄之必須告別相互扶持的妻子和尚還稚幼的孩子，秋蘭必須告別陪她人生一路挺過來的丈夫，兩人之間的相遇、相知、相惜，竟是走到這樣的結局，是多麼讓人有情感崩潰的理由。

然而，他們選擇了接受這個事實，一同面對，一同對話，一同思考，一同承受這必然到來的分離時刻。於是，在死亡真正到來的那刻以前，在道別之前，所有的時間，那僅剩不多的時間，就成為澄之以最後生命力量完成愛的禮物的恩典。

我自己的生命，仍然還在每天多靠近一點自己的死亡，雖然還未得知清楚的死亡預告，但我知道的是，在生命僅剩的時間之前，在我還未真正的道別以前，我也要將我愛的禮物留給這個世界。或許還是會有遺憾發生，但當我帶著生命有生有死、有聚有分的意識活著，我便更多留心在少製造傷害的記憶，多創造美好及愛的記憶。

好讓我最後時刻，足以證明，在我道別之前，我已成為——愛，不僅分享給這個世界愛的學習及體悟，也留存在愛我，及我愛的人心中、靈魂中。

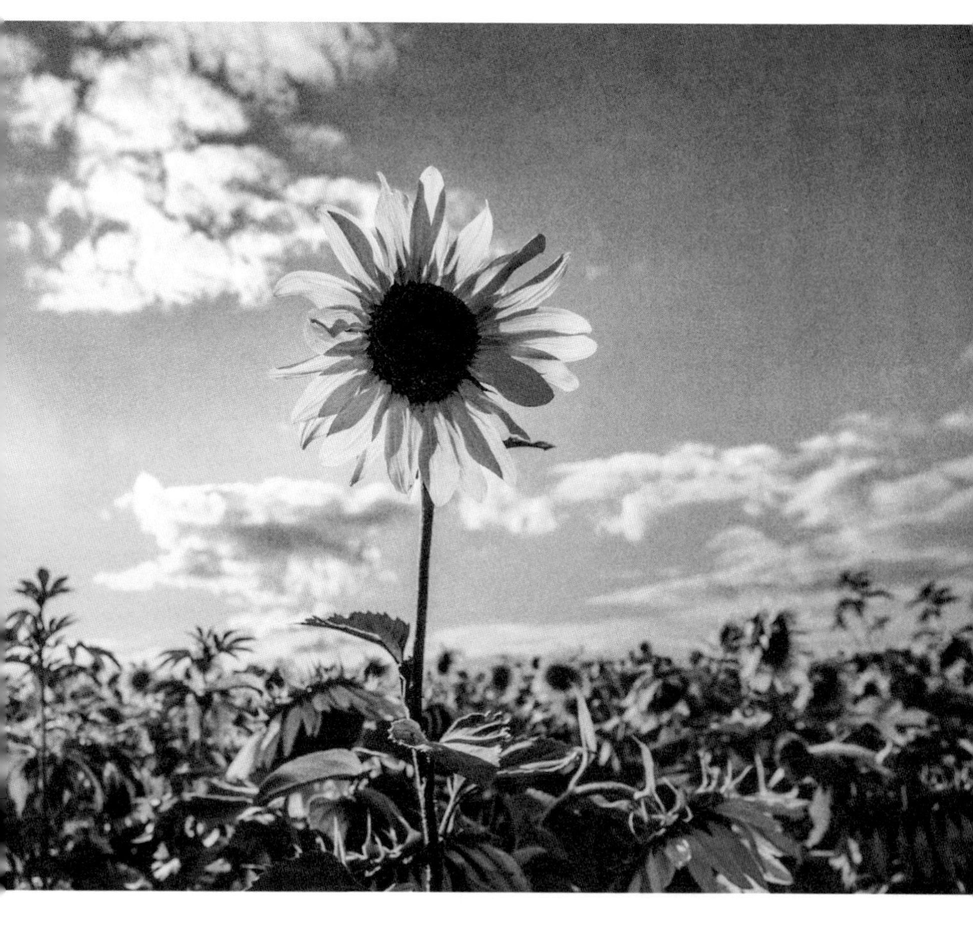

愛有多少？

我再問素珍一次：「我打電話聯絡你先生，請他帶孩子來好嗎？」

「他不會來的……」她淡淡的說。

「或許吧？但我們仍然可以試試看！」

人世間的愛有許多：父母之愛、手足之愛、夫妻之愛、情人之愛、朋友之愛。愛有多少，在病床前受到嚴格的考驗便會一目了然。傷心的故事無從避免的還是上演，愛情的苦與淚，在看盡風花雪月的安寧病房，還是讓我感慨萬分。

素珍的家在台灣中部，她隻身北上尋求能緩解她不適之症的地方，原因是她已罹患肺癌，並且擴散厲害，肺部幾乎沒有多少地方可以存放氧氣。她已婚並育有二子，兩個孩子都還小。素珍的丈夫早已有外遇，面對素珍的疾病，他絲毫沒有任何緊張，他不願帶素珍至醫院，直說西醫太毒，要素珍吃吃漢藥調養就好。素珍在求救無門之下，只好找她的保險經理人，保險經理人知道她的情形，連忙將她帶到北淡水，我們的病房。

素珍的面貌有著濃濃的哀愁，已瘦得只剩皮包骨的身體，幾乎沒有動的力氣。我一看見她，便強烈的感受到她整個生命散發出來的悲傷與無奈。因為虛弱，也因為喘，她無法和任何人說太久的話，我陪伴她的方式便是坐在她的病床邊，握著她的手，輕拍著她的背，無需太多言語，只要相互的凝視，在心靈上我們便有了很深很深的溝通。

她的肢體與神情傳達給我她的需要；她需要像一個嬰孩般，被人無條件、無評價的呵護與心疼，再多的要與她討論如何挽回先生的心、討論她的家庭何以變成如此，都顯得多餘了。我只問了她：「素珍，你想念孩子嗎？要不要我和你先生聯絡，請他帶孩子來見見你？」

她虛弱的搖搖頭，仍然充滿無奈：「不用了，看又如何，他們以後還是要靠自己長大。」

我不知她究竟受了多少的傷害，她幾乎心灰意冷。聽到她的回答，以一個身為女性的直覺，我知道她所說的話並非出於本意，我輕聲的對她說：「素珍，你一個人住在這，沒有親人、沒有朋友，你一定知道那種感覺是多麼的孤單、多麼的寂寞。你需要愛，你的孩子也需要愛，讓你的孩子來看看你好嗎？也許他們正在想念著你。」

她沉默很久，眼眶紅了起來，淚水在眼角中打轉。她是真的寂寞的，這種寂寞難以承受，她卻忍受很久。

我再問素珍一次：「我打電話聯絡你先生，請他帶孩子來好嗎？」

「他不會來的……」她淡淡的說。

「或許吧？但我們仍然可以試試看！」

她終於點了頭同意我。雖然家人來探望病人是天經地義的事，但若病人無意願見某一位家屬，貿然的找來可能引起病人強烈的情緒反應，這需要謹慎的與病人溝通，給予病人絕對的尊重。

素珍的情況每況愈下，我把握住時間與她的丈夫聯絡。她的丈夫接到電話有些不自在，表示假日會帶小孩北上來看素珍，並一直問我：「素珍的情況是否不好了？」

星期天，素珍的丈夫果然帶著兩位小孩來，聽護士的轉述，素珍和他們並未特別交談什麼，倒是丈夫頻頻到護理站找護士，要護士代問素珍保險的受益人寫誰。

照顧病人的經驗，讓我們學習了一種適當的距離，避免自己過分感情用事的捲入複雜難解的家庭漩渦；成為某一方的聯盟者，而傷害了另一方，或傷害了自己。雖然我們用理性能去維持這樣的界線，但在內心，還是為著素珍的丈夫關心保險比關心素珍還多而不平。

於是我再到素珍的床旁，與她談談與家人相聚的感受。

素珍很勉強的微笑：「就這樣啊！能看看孩子就好。」

「先生來這，你有覺得被關心嗎？」

她搖搖頭，緩緩地說：「沒有什麼特別的……」

「素珍，當你身體很不舒服，心情也不好時，你會找誰訴苦？」

「姊妹。」

「你和她們說說話，會感覺好一點！」

她點點頭：「是啊！她們很關心我，小孩的事我都交代她們了，我的保險金，我已告訴妹妹要她先保管，等孩子大了，再給他們。」

我非常訝異：「所以，你一直有在為孩子做打算？」

「是啊！我沒有什麼牽掛了。」

我握著她的手，從內心深處心疼我眼前的這位女性。她的婚姻並不順遂，她擁有的愛並不多，如今生命的盡頭已距離不遠，她的丈夫仍是與她距離遙遠。然而，看似心已冷的她卻默默的為孩子的將來鋪路，這就是身為一個母親無盡的愛吧！

素珍在不久之後，因為疾病的發展，喘的症狀已難以控制，我知道她的時間真的所剩不多，在她臨終前，我希望她真的能感受到我們對她的愛。於是我來到她的床邊握著她的手，她沒有力氣說話，她實在太虛弱、太喘了，醫療能做的已是極限。

我低頭為她所經歷的難受暗自禱告，祈求上帝幫助她安然度過，我投注整個人的心力握著她的手時，我感受到從她的手中也有力量傳遞過來，我馬上抬頭看她是否想說些什麼。她並沒有說話，我只看到戴著氧氣管的她對我微笑，對我點一點頭。從她的眼神，我知道她在向我告別，她知道生命的時鐘已在倒數計時，但她希望我知道她心中的感謝與祝福。

雖然我的心中已有準備面對離別的日子，但望著陪過一段路的病人向我告別，我還是因著不捨而有些悲傷，不禁的鼻酸。然而，這個悲傷是真誠且自然的，它並不會傷害我或素珍。我將這個悲傷化作自己對素珍的祝福，我知道她必定能安詳平和的離開人世，因為她向我告別的微笑，真的很美、很溫暖。

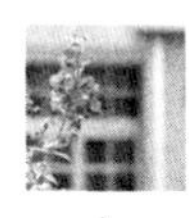

生命再回首

和素珍生命相遇的故事，即使回想好幾次，我仍避免不了的紅了眼眶，心有觸動。那是一種心疼素珍生命受盡苦楚的感傷，同時，也是一份感動她在生命的最後，仍以她質樸善良的心回饋我，她的臨終之路，真的接收到我的陪伴。

生命的相遇，即使是一位專業人員，我深知我並非是天神或超人，人世間真實的傷害與苦難並無法因為我的出現而有所轉變，也無法因為我的出現，而皆大歡喜的看見充滿戲劇性的美好結局。我深知，現實即是現實，如果迴避接受現實，也將會迴避去靠近生命所承擔的真實苦痛的經驗，這個同時，我們也遠離病人，拒絕靠近與病人生命的同在。現實的殘酷，有太多難以承認及承受的，任誰都想趕緊撇過頭去，不要正視。但病人真實的承受一切苦痛，是不能輕易漠視與抹滅的。即使我做不到魔幻般改變殘酷的現實，但我願意讓自己與苦痛同在，當我能與苦痛同在，也能直視苦痛，我才有可能真實的靠近一點病人所承受的苦痛。

與苦同在，與痛同在，是我在安寧病房工作中很大的修行。苦與痛，無時無刻都存在，不僅僅是身體的，有時候，那最苦與最痛的，是我們的生命所承受過的傷痛，是精神及心靈受的苦痛。特別是在關係中的受傷及失望，那些難以釋懷的罪咎感、懊悔、憤恨、委屈，那些曾經被不以為然的羞辱、嘲諷、攻擊、拒絕、指責、怪罪，都可能是盤旋在我們心頭上，難以撫平的傷痛，那不是三言兩語就可以被安慰，也不是真的時間久了，一切就雲淡風輕，如過眼雲煙。

往往「時間」成為發酵素之後，許多傷痛不僅未能癒合，反而還擴張，還變形成讓人更難觸摸，更難靠近的腐臭傷口，只想迴避，假裝不見。

所以素珍恬淡的與自己的苦痛共處，不張牙舞爪的訴說怨恨，不哀愁嘆息的自憐委屈，不忿忿不平的怪罪他人的惡待，只是靜靜的與這一生的不快樂、不幸福、孤寂、失落共處共在，這是我見到的生命承擔，也是素珍生命展現出的一種特別的力量。我真的可以感受到她的絕對孤獨，在病房的日子，彷彿她已離開她的原有世界，那世界沒有什麼再與她連結。不論她在病房如何，她的世界都沒有人在旁關懷，在旁支持與協助。這樣的她，靜靜的、安然的、孤獨的走完自己的最後一程，完成屬於她此生的故事，也寫下自己故事的結局。

我還是有屬於我對素珍的心疼及悲傷，但我感謝的是，她讓我真真實實的經歷到——在苦痛之前，別因為自己想盡速的解決或治療病人的身心靈傷痛，而自顧自的奔走及匆忙。如果你願意也一同靜下來，與病人一起在他的心靈空間裡待下來，或許你會是最貼近他的心，也最能與他同在的一個人。而這一份同在，或許不能讓我們看到我們想看到的現實改變，卻是人與人最真實接觸的連結，也是生命有機會不再只是孤獨存在的片刻。

對我來說，這份連結與同在，才是心靈受苦受痛時的一些些安慰。

與死亡爭取時間

「余伯，你知道伯母很擔心，你有沒有話安慰她呢？」

余伯望著余伯母，緩緩地說：「讓你擔心了，我知道我的情況變得不好。」

余伯母聽後轉身過去，偷偷地哭著。

九二一集集大地震，將中部居民的家園嚴重摧毀，死傷人數眾多。當地的醫療院所除了要面對自己的受害之外，還要負擔起受傷、受困民眾的搶救與治療。在這樣的情況下，住在埔里的余伯雖然家人、住屋皆無受損，但他本身的癌症因已轉移骨頭，令他疼痛萬分，需要送醫的情況一樣是不容等待的。

余伯及家人都認為中部醫院最重要的工作是救受傷民眾，他們不願占去任何一張床，在親戚的引薦下，余伯被家人送來我們的病房。

余伯和余伯母雖然平安地抵達我們的安寧病房，但目睹自己家園遭地震破壞得面目全非，且深刻感受到生死竟是一瞬間，余伯和余伯母還是難掩驚嚇之情，落淚痛哭。

團隊的每一個人，一樣關心震災的情況，也心急如焚的想前往災區支援，但病房內仍是滿床的病人，我們無法捨棄他們。

余伯的到來，無疑是讓我們能盡點心力照顧災區的民眾。團隊的每一個人幾乎都到余伯的床邊來，擁抱余伯和余伯母，希望他們情非得已到人生地不熟的台北，能感受到我們的溫暖與愛。

余伯和余伯母為人熱情，他們和護士們、世哲醫師、牧師、心理諮商老師佩怡及我都建立一種親密且真誠的關係。每次余伯告訴我，他和太太受到團隊很好的照顧時，總是會感動的流淚，余伯母則是在旁一起默默的紅著眼眶。

余伯母是一位傳統且認真的婦女，她每一天會定時燉一隻鱸魚，將新鮮味美的湯汁及魚肉送到余伯的口中。每當我們誇她魚湯燉得好香時，她的眼神會散發出一種自信的光芒說：「要不是我每天都注意阿伯的營養，他怎麼能一直保持好氣色，體重也維持得很好。」

更深入一點的了解才知道，余伯在台中某醫院被診斷時，醫師已告知余伯的家人，余伯的時間差不多只有六個月。余伯母和女兒姵姵聽聞後四處尋找祕方，即使到大陸也不放棄，並且盡量不讓余伯住院，總是在家中小心地準備食膳，不容自己有任何馬虎。辛苦的成果便是余伯保有紅潤的好氣色，而且度過了醫師所定下的生存期限。

看著余伯母眉飛色舞的談論自己照顧余伯的妙方，我一方面敬佩這樣的女性有如此大的毅力去照顧先生；一方面又不禁擔心，若余伯的疾病往下發展，余伯母將會經歷多大的失落感？

世哲醫師常和我討論起余伯和他的家人對疾病的了解與對死亡的準備態度。我們兩人對於何時該與余伯母及姵姵做一些關於失落與死亡的心理準備工作感到棘手。畢竟余伯狀況穩定下來是會回埔里的，若將一直支持他們的心理堡壘徹底拆毀，而回到埔里，協助處理的工作卻後繼無人，那麼提出死亡訊息的傷害會比助力來得多。

有了共識後，我們的社會心理照顧傾向讓余伯及余伯母彼此心理支持，我和佩怡老師常在病床邊和他們閒話家常，談談結婚以來的生活、談談余伯的為人處事之道、談談余伯母的持家法寶，談著談著，余伯會不懼難為情的說：「我很愛你們的余伯母，她是我最愛的人。」

雖然余伯說完後，眼淚會情不自禁的流下來，但沒有人覺得不自在。我們不僅擁抱了余伯並稱讚他，還握握他的手，敬佩的說：「你真是世界上難得的好男人。」

余伯會開心的笑，豎起大拇指回應我們：「是啊！我真的不錯。」

說後，我們又會開懷的笑成一團。

一兩個月之後，余伯在我們的病房將疼痛問題控制穩定，團隊便建議余伯的家人將余伯接回埔里家中。離家太久，總有思鄉之情，回去不僅可以和鄰居、親戚聚聚，也可以繼續過自己熟悉的居家生活。

選了一個天氣好的星期六，姵姵請他們鄰居開了一輛大車上來接余伯。照顧過余伯的護理人員們、義工及我，皆至中心門口，向余伯及余伯母道別並獻上我們的祝福。在團隊心中，我們不知道是否還有機會見到余伯，我們也無法預知余伯返回家鄉之後會發生什麼事。心裡對余伯的擔心與不捨，讓我們和余伯、余伯母是不斷握手再握手、揮手再揮手，我們頻頻對他們說：「記住，任何問題、任何需要都可以和我們聯絡喔！」

余伯、余伯母則熱情邀請我們到埔里一遊，余伯自信地說：「你們若來，我一定讓你們吃到埔里最好吃的料理。」

余伯、余伯母具有的濃濃純樸好客性格，早已把我們和他們之間的距離拉得很靠近。就因為如此，我們才能在三個月之後還有機會再次照顧余伯。

余伯回到埔里兩個多月後，過完農曆新年假期的我接到姵姵的電話，電話裡的她告訴我余伯已住進埔里當地的醫院，余伯的胃出血一直止不了，意識也十分不清楚。余伯母在醫院照顧余伯，越照顧就越著急，不僅看不到醫師解釋病情，就連問護理人員，大家都說不出所以然。

姵姵拜託我是否可以問問世哲醫師，讓他們知道該如何是好。

我很快的與世哲醫師連絡上，我告訴他余伯的疾病可能已明顯的惡化，余伯母及姵姵可能還無法意識到如此。我和他都清楚若讓余伯再度回來病房，並不是因為我們有辦法拯救余伯，讓余伯起死回生，遠離死亡。而是我們要和死亡爭時間，在死亡來臨以前，我們要幫助余伯不用忍受強烈的痛苦，我們也要陪余伯母及姵姵去面對這困難的時刻。在這一刻，若我們失去機會照顧他們，那麼之前所做的關懷與努力，都將付諸流水。

面對自己摯愛的人即將死亡，任誰也無法心平氣和的說接受就接受。因此悲傷輔導並非要家屬個個能含笑送別病人，而是因為我們體會到生離死別的困難，就能將心比心的明白他們需要時間表達因失落引發的痛苦與悲傷。

許多關心臨終病人及家屬的人，一廂情願的以為臨終關懷的意義，便是讓病人毫無情緒的、坦然的接受死亡的到來、家屬們也毫無眷戀不捨的接受親人的死亡。這樣的論點是停在很表面接觸病人及家屬的世界。人的珍貴與價值是在於，人有多樣豐富的情感，這些情感雖然是種負擔，卻也是愛的滋味。

我和世哲醫師溝通後，打了電話告訴姵姵，我們希望余伯能回到我們病房，余伯的狀況的確令人擔心，而且我們也非常關心余伯母。

當余伯母接收到訊息後，他們便決定立刻北上，回到我們病房。

這個建議實在是相當冒險，因為我們真的不知道余伯的狀況有多糟了。若余伯北上卻無機會返家，在異鄉斷氣是多麼令人惋惜。

雖然我的心中有這層顧慮，但我還是認為爭取任何時間，幫助他們面對、處理，是不能遲疑的。

余伯和余伯母抵達我們病房之後，團隊迅速的診斷余伯胃出血，及意識不清的狀況。世哲醫師認為余伯的病情未到瀕死期，雖然死亡是不可避免，但目前的症狀並非不能控制，所以給予藥物應該可以緩和胃出血的情況，也可以改善意識不清的問題。

余伯母此次的神情明顯的不同，她愁容滿面的不斷嘆氣，一直重複訴說著余伯在家鄉醫院那邊受的苦與折磨，說著說著她便會難過的流淚。我體會到她因為經歷余伯在死亡邊緣徘徊而變得不安、擔憂。

余伯的胃出血在幾天後真的止住，意識也漸漸恢復清楚，只是身體仍然相當虛弱。我到他身邊，握著他的手，他的手依然有力的握著我。他搖著頭說：「還好回來了，不然我可能就這樣沒命了。」

「余伯，這次的經驗讓你嚇到了，也讓你受苦了，所以我們堅持要你回來。我們不忍心，也不願意讓你受苦。」

余伯臉上揚起微笑，有力的握著我的手說：「回來很安心。真的很安心。你的余伯母也不會這麼緊張擔心了。」

「余伯，你知道伯母很擔心，你有沒有話安慰她呢？」

余伯望著余伯母，緩緩地說：「讓你擔心了，我知道我的情況變得不好。」

余伯母聽後轉身過去，偷偷地哭著。

空氣中，厚重的悲傷氣氛漂流著，我也不禁紅著眼眶。我心裡想著，死亡即將來臨，余伯、余伯母已深刻感受到，那姵姵呢？

姵姵在埔里的工作仍是繁忙，週末時她才有機會到病房陪余伯及余伯母。余伯生病以來，她兩頭忙，帶著余伯四處求醫，她對余伯寄予厚望，她相信雖然余伯被醫師判斷為不治，但只要余伯堅持生命意志，配合吃治癌祕方，一定能戰勝死亡。

我和她約了在她下班後回到家時，我們在電話中進行會談。我慎重地告訴她：「姵姵，我這通電話是要和你討論父親的病情，你是否感受到余伯的情況已不如上回，我們無法確定他的生命還有多久，但我們要告訴你，余伯的身體虛弱，抵抗力也不好，意料之外的感染所引發的死亡，可能隨時發生。我十分擔心若這刻來臨，余伯母和你將因毫無準備而亂了頭緒。」

姵姵聽完我的心意，一時間情緒激動起來，她問：「我爸爸情況很糟了嗎？以前醫師也說過他情況很糟了，但我們都度過那些危機，我們為爸爸做了很多努力，只要人家說可以治癌，我們都帶爸爸去試。我媽媽也盡力的照顧他，我們照顧他那麼久了，我們從沒有放棄過。」

「我也看到你們對余伯的用心，我相信若沒有你們用心的照顧，余伯也不能度過好幾次醫師所認為的終點。只是能度過幾次，誰也沒有把握。」

姵姵無法抑制的生氣：「都是爸爸不對，我們這麼關心他的身體，他卻一點兒也不在意，吃藥要我們千叮嚀萬叮嚀，吃一兩次就不吃，一點兒也不配合。」

姵姵很難去面對自己費了很大的心力，還是讓父親面對到這天。她的生氣正是因為她內心的失落與悲傷。

「要你接受父親可能隨時死去，是非常殘忍、非常心痛的事，因此我和醫師常在拿捏何時和你談好。我們一樣希望余伯的日子多一天是一天，但我們真的沒有把握，余伯還有幾個一天。我在病房看到余伯母的心情隨著余伯的病情高低起伏，我想，你們需要在一起一同面對這個難關，我擔心余伯母難以一人承受。」

姵姵的心終於平靜下來，沉重的說：「我媽媽大概已感受到了，我每天和她通電話，她都會把爸爸的情況告訴我，雖然我們沒有明講死亡這件事，但我們多少心裡有想到。我會試著和她談談爸爸的後事預備部分。」

「姵姵，難為你了，要你和余伯母談這困難的事，但是這真的對你們面對將要發生的事有幫助。一同面對會比各自煩惱來得有力量。」

和姵姵通完電話，我不知道她會如何和余伯母談，但我相信她會處理得很好。

之後，余伯在我們病房又待了一個多月，他身體越來越虛弱、臉色越來越蒼白、嗜睡的時間越來越多，我每次來到余伯身邊，總會握著他的手輕聲叫他，他會清醒片刻對我笑一笑、點點頭，但無法支持太久，他又會再度睡去。

我十分捨不得他，但我知道漸漸的睡去，是最感受不到痛苦的。每次離開病房，我都在想，我是否還能見到開朗風趣的余伯呢？

我想，如果我對余伯都抱持著如此難捨的心情，余伯母及姵姵的難捨悲傷一定更勝於我！

余伯母與姵姵終究選擇堅強的面對無法迴避的時刻，她們知道余伯的情況並不穩定，但她們願意再帶余伯回家一趟，讓余伯回到他深愛的家園、深愛的土地，雖然時間不長，卻是讓余伯帶著滿足與幸福的輪廓告別人世。

這一次余伯的出院，我不再感到忐忑不安，我已有心理準備接到余伯母從遠方傳來消息告訴我們，請我們放心，余伯已安心的啟程，到一個沒有痛苦、沒有恐懼、沒有傷害的好地方。

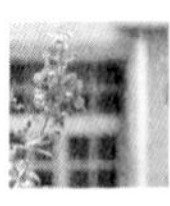

生命再回首

台灣九二一大地震發生至今，已過了十五個年頭。而我相信，在罹難者的心中，那份悲傷及痛楚依舊清晰，猶如昨日般歷歷在目。只是過了十五年了，或許我們不得不，也必須要將悲傷及喪慟放置在我們心中的最深處，只能獨自想念、獨自哀傷，也獨自承受著。

余伯的離去也已十五年。

他溫厚和藹的面容神情，我依舊記得，猶如我和他們的相遇，只是不久前的事。

想起余伯一家，就會再次勾起心疼的情緒，那是對余伯母和姵姵盡力盡心照顧余伯，卻還是無法迴避的必須面對余伯即將離世的事實。

就一個親人而言，即使有許多資訊已告訴我們，親人得了不可治癒的疾病，或告訴我們可能還有的生命時間有多長，心裡頭都無法就這樣接受，總是盼著能多一天是一天，再努力一天也許還有不同的結果。

這就是親情的獨特之處。只要情在、愛在，即使病人已不太具有生活功能，但他的存在，就給予家人一份精神層面的意義，一份生活世界的安全感。

所以再回首，我仍是可以感受到姵姵的心痛，那種不願意就此放手，讓親愛的爸爸就這樣離去的慌張、無助。

曾經聽聞許多專業人員都提過，病人或家屬面對臨終事實的反覆，在接受與不接受中擺盪。專業人員很容易以解決問題，及處理症狀的角度，來看待人心和人性，總是問著怎麼樣處理才可以讓病人或家屬接受事實，不再反覆而製造了難題或衝突。

這是對人心和人性失去理解的反應。有時候甚至會將「正常」的反應視為「異常」或「問題」。就像喪親的失落會令我們心痛，也會令我們處於哀悼歷程一段時間，可能會流淚、嘆氣，或有茫然、空洞的感覺，不知如何展開明天。但在要求效率及簡化生命經驗的生存生態環境中，則這些「正常」的悲傷反應，卻往往被視為「異常」或「問題」，而被規勸，或被要求盡速改變。

都沒好好悲傷、好好哀悼，就被期待盡速恢復往常作息，彷彿一切都沒發生，這真的是對人「好」的事嗎？

所以，即使病人或家屬反覆，好像接受了死亡的存在，又呈現出很難接受死亡竟然逼近的反應，身為專業人員，若對人心與人性有多些理解及尊重，就會了解到人心對於情感，多麼的難以切割；人性又如何的在生死攸關時掙扎及拉扯。

我一直認為，身為專業人員不能只有學會知識和技術，而忽略態度的培育及塑造。如果一個專業人員缺乏人文的素養，少了對人心的理解，和人性的觸摸，那麼對他而言，「人」就會被摒除，只剩下知識及技術是他所關切的。

身為助人相關的專業人員，若把「人」摒除，那還是助人嗎？眼中還看得見生命所在承受的嗎？心中還會多考慮一點人的感受，及人的需要嗎？會多一點明白人的情感煎熬及苦痛歷程嗎？

這麼多年來的專業磨練及反思下，我更清楚的了解到，所謂真正的助人專業，是把「人」視為主體，而非在解決被視為該矯正的「問題」上，或行為控制。當我們能懂得人的生命經歷裡有苦有難，有起伏有波折，有渴望有失落，有恐懼有掙扎，不僅懂得與人的這些狀態同在，還能沉穩堅定的陪伴同行，與其共度難熬的歷程。這才是助「人」的內涵及重要意義。

這是余伯一家和許許多多病人、家屬所教懂我的。與受苦的人同在，別因為害怕失序及混亂而急著切割、急著改變、急著解決問題，而忘了：專業人士的存在，是因為「人」。

死亡可以很溫柔

一踏進病房，我便看見維維背對著我站在鑾姨床邊，整個病房有著說不出的哀傷，我輕輕呼喚一聲：「維維……」

維維立刻轉頭抱著我，原本強忍住悲傷的她，再也無法克制的哭出聲：「我在找你，我一直找你，我不知道你在哪裡。媽媽快走了，她要離開我了……」

死亡總是讓人感到驚悚、毀滅、悽慘。關於死亡的發生，我們停留在一些痛苦不安的畫面上，情殺、火災、飛機失事、車禍、溺斃、自殺……

其實，人們害怕死亡那刻所要經歷的痛苦，遠遠超過害怕死去這件事。對臨終病人來說，死亡意味著痛苦解除、人生功成圓滿。但是，死亡那刻之前，究竟會經歷什麼滋味、被如何對待，卻是陌生未知的。而死後的世界為何，又是另一個大哉問。但是，如果可以，臨終病人的心願是，當死亡注定要來時，他們期許著死亡能溫柔慈祥地帶走生命！

鑾姨在死亡之前，堅定的對女兒表示不要急救，讓她沒有痛苦的走，讓我震撼不已。我實實在在的體會到無痛、無苦，平安寧靜走到人生最後一刻，是臨終病人要的權利與尊重。

鑾姨四十多歲的生命，從外表認識她，讓人感覺是一位溫柔、含蓄、氣質高雅的女性，她說話一直是輕輕柔柔、慢條斯理。

我和鑾姨接觸，起源於我總看到她一個人在病房。她的三個孩子，大女兒維維二十一歲大學休學中，到公部門做基層工作，貼補家用。二女兒則從護校剛畢業，準備再升學考試。三兒子還是高二學生。

我不斷地關心鑾姨，一來是因為醫療費用她有困難，二來也因為她一人躺在病床上度過漫漫長日，難免令人感到孤單。

我到病床邊讓鑾姨認識我，並詢問她是否可以讓我了解她的家庭狀況。鑾姨請我坐在床邊的長椅上，慢慢地告訴我她的家庭、她發現疾病的過程。我越知道鑾姨的過去，我就越是心疼她。

原本她也如大部分的女人一樣，與所愛的另一半共組家庭，生兒育女，打算建立一個美滿幸福的家。卻沒料到，一個意外將另一半的生命帶走，在鑾姨肚子裡的老三甚至還未見到父親，就注定失去父親。

失去丈夫的鑾姨回到娘家和父母住，父母只有她這個女兒，他們的生命從此之後更是緊緊扣在一起。

鑾姨不畏艱苦的將孩子養大，一直到大女兒維維考上大學的服裝設計系。維維才讀一年，鑾姨就因下體大量出血昏倒而送醫，一經診斷，得知是卵巢癌末期並轉移至骨，已難以做治療計畫。

鑾姨於是開始住院的日子。而維維接替了母親，成為照顧一家的角色，辦理大學休學，到公家部門做職代。

講到自己要求維維休學去工作，鑾姨充滿愧疚與無奈，她對我說出她抱歉與心疼的心情：家中的大大小小仍需要人照顧，唯一可以依靠的就是維維。我問：「維維有因此而抱怨、抗議嗎？」

鑾姨對我搖搖頭：「她沒有，就是因為沒有，我更難過。我知道她能考上大學服裝設計系是很不容易的，這是她所喜歡的。現在等於讓她放棄，真是非常不得已的事。」

「這孩子真不簡單，年紀輕輕卻已負起照顧家庭的責任。」我從心底由衷地說。

鑾姨點點頭，話語裡充滿心疼：「他們父親不在之後，我一面工作一面照顧他們，維維幫我負擔許多照顧妹妹、弟弟的工作。」

「這段日子一定相當辛苦。」

鑾姨微笑地看著我：「家人在一起，再辛苦還是很快樂的。」

我看著鑾姨沒有怨懟、沒有惆悵的神情，我心裡既感動又驚訝。她的心中到底有著什麼力量，竟讓她能有一種沉著、安恬的態度去面對所遭遇的苦與打擊。

我告訴鑾姨，自己相當高興能認識她，若是可以，我會常來陪伴她。

鑾姨獨特的氣質，讓我對於維維也產生強烈想要認識的感覺，我想這個女孩一定也有著獨特的毅力，才能在困境中逆流而上。

沒想到隔一天，維維便主動來找我。她來的目的是詢問我醫療補助申請程序，另外，她想了解母親目前疾病的情形。

我提供她經濟補助申請的條件及辦法。至於鑾姨的疾病狀況，我誠實的告訴她，我並非醫生，無法詳細清楚了解鑾姨的疾病狀況，不過若是需要，我可以代為安排家庭會議，請醫師、護理人員一同出席，解釋病情。

接下來，我對維維解釋安寧療護的意義，及母親目前癌症的無法治癒性。我告訴她，鑾姨的身體因癌細胞已轉移至骨，所以疼痛成為鑾姨最大的敵人，目前首要處理的便是將她的疼痛減輕。我並向她描述幾次我去探訪鑾姨時，剛巧看到鑾姨疼痛的表情，我在陪伴中，自己內心也感到這痛苦的難耐。

維維表示同意，她知道母親大腿骨疼痛得厲害，她知道這個疼痛讓母親苦不堪言。

我很高興和維維有這樣的共識，這個女孩果然懂事、善解人意又穩重。忽然，我想到鑾姨曾經在我面前訴說對維維的抱歉與心疼，我認為讓維維感受到母親的愛與心意是莫大的肯定與滋潤。於是，我大膽地說：「維維，我陪媽媽談話時，她告訴我你原本就讀大學的服裝設計系，但因她生病了，所以她希望你休學去工作，賺錢維持生活。」

維維沒想到我提到這件事，楞了一下，然後回答我：「是啊！雖然有些可惜，但家裡的確需要有人工作。」

「鑾姨對我說她覺得很委屈你，對你很抱歉。」我身體微傾向她。

她聳聳肩，露出笑容：「我覺得還好啊！我並沒有放棄念書啊！只是現在不適合，但以後我會找到機會回到學校念書。」

我回報她一個微笑：「你的樂觀與堅強，讓我心疼又佩服。這很不容易，能願意接受無法抗拒的安排。」

我一說完，我感覺到維維的眼眶有些紅了，似乎有種情感在我和維維之間蔓延開來。那一片刻，我們都沉浸在暖暖的氣氛中，沒有多餘的言語，卻感覺心與心靠得很近。

雖然和維維的認識是因為鑾姨的病，但我自許著這是關懷的開始，當她需要時，我都能在她身旁，陪她走過生命的艱難時刻。

鑾姨的疾病發展迅速，沒多久的時間，鑾姨就因身體虛弱、器官衰竭而抵擋不住病毒的侵襲，敗血症而離世。

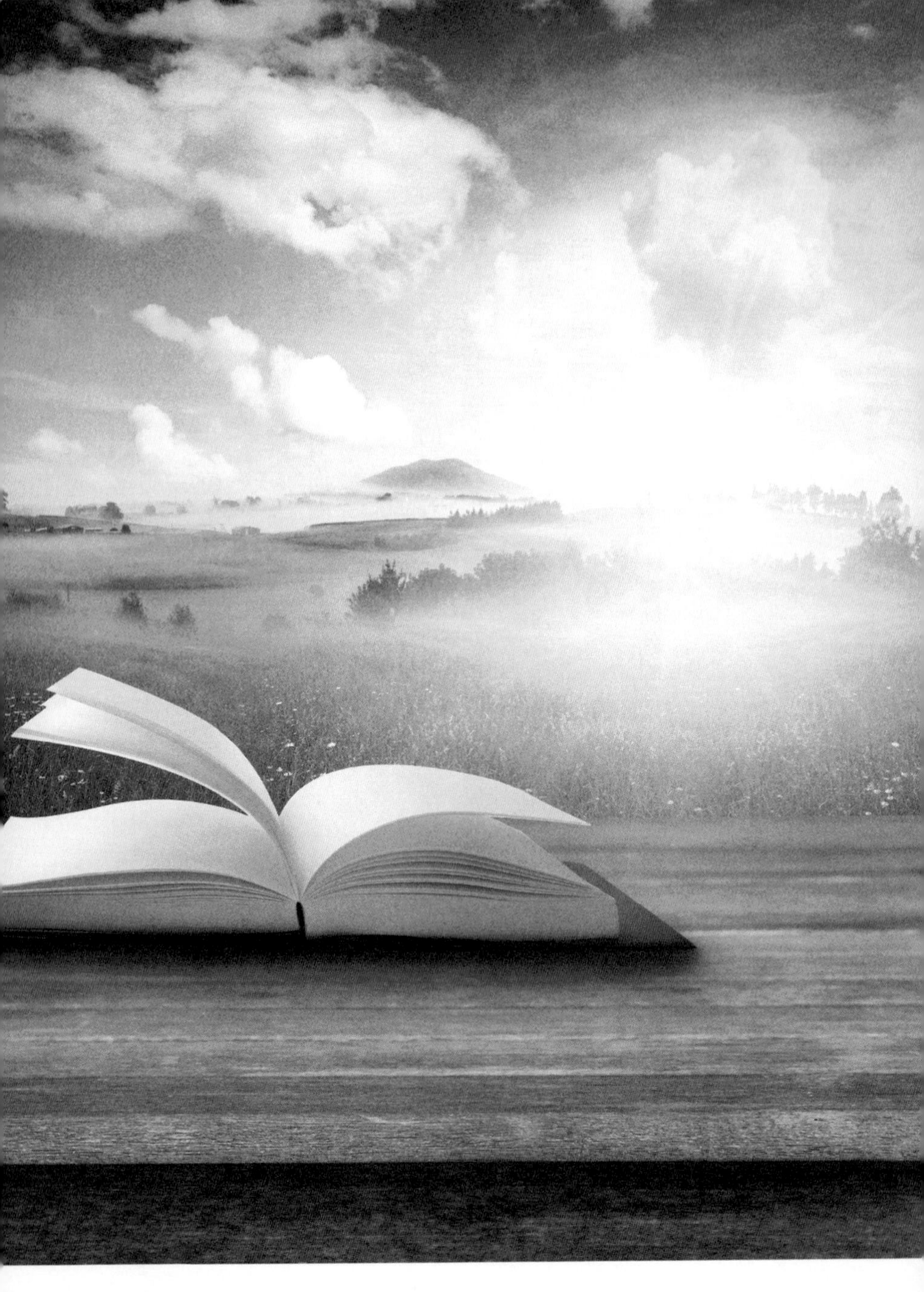

鑾姨死去的那天，正是團隊查房的日子，我因在其他病房和家屬談話，而錯過和團隊共同探視鑾姨的病況。

中午的團隊會議，我邊吃午餐邊想著，開完會要去看看鑾姨，不知她的情況如何。

沒料到，會議最後討論的病人是鑾姨，醫師及護理人員都認為鑾姨的感染嚴重，她的意識不清、血壓直掉，也許當天晚上生命即會終止。護理人員報告說上午聯絡了家屬，大女兒已趕到病房，尚有二女兒及小兒子未到。

我心一驚，會議一結束，我直奔鑾姨的病房。一踏進病房，我便看見維維背對著我站在鑾姨床邊，整個病房有著說不出的哀傷，我輕輕呼喚一聲：「維維……」

維維立刻轉頭抱著我，原本強忍住悲傷的她，再也無法克制的哭出聲：「我在找你，我一直找你，我不知道你在哪裡。媽媽快走了，她要離開我了……」

她的眼淚沾濕了我的衣領，我抱著她，用力的抱著她。我的鼻子因為心痛而感到酸，眼角也悄悄的落下淚水。我輕拍著她的背，在她的耳邊說：「維維，對不起，我知道你現在很難過，很無助，而我竟然這麼遲才出現。」

「醫生剛剛說……媽媽的情況很不理想，她也許今天就會走了。」她哽咽著。

我點點頭：「我知道，我都知道，我心裡掛念著鑾姨，也擔心著你，所以我來這陪陪你。」

維維擦著眼淚，轉身看著鑾姨，再轉頭看著我說：「媽媽意識已模糊了，她說的最後一句話就是告訴我，她不要急救，不要在她身上插一堆無謂的管子，那會讓她痛苦。」

我走近鑾姨的床邊，伸手攬住維維的肩，告訴她：「這是媽媽清楚的交代，我們不能讓她再受任何、多餘的痛苦。」

維維點點頭，眼淚仍是無聲的滴落在床單上。

醫學相信當人死亡時，耳力是最後消失的。當病人瀕死，意識不清時，往往還是可以清楚聽到周遭發生的一切事或話語。

於是我傾身至鑾姨的耳旁，輕聲細語告訴她：「鑾姨，我是絢慧。我已聽到維維說，你決定也希望不要再急救，我相信你已準備好起身至另一端。你安心、放心的離開，家人雖然難過，但他們不會讓你再承受痛苦。」

我握著鑾姨的手，撫摸著她，繼續告訴她：「維維在你身邊陪著你，等一會兒二女兒、兒子也會趕來，他們很愛你，也捨不得你，但你知道的，你把他們教育得很好，他們會好好的活著。」

鑾姨昏昏沉沉，但神情沒有痛苦。看著她時，過去和她接觸的記憶、和她談過的話，一幕一幕在我腦海裡湧現。我真的很高興能在我生命的歲月中照顧過鑾姨，她令我見到另一種生命的展現，她不畏死亡的威脅，沒有對此生的不甘心，她仍保持獨特的氣質、安恬的氣息，接受生命最後一堂課的教導。

我陪著維維，也陪著鑾姨，直到鑾姨的親人陸續趕到，我才安心的告辭。

鑾姨在傍晚，親人聚在她周圍時，嚥下此生的最後一口氣，正式的向人間告別。

隔天清早，我到鑾姨的病房，病床已空。中心二樓讓已逝病人停留八到十二小時的安息室也冷冷清清。我吐出一大口氣，讓心淨空。鑾姨並非在我心中消失，但我的確需要調整心情來面對一整天的工作及其他的病人及家屬。

鑾姨走後，我繼續和維維聯絡，我們打打電話，聖誕節日寫寫卡片。到新的年度，中心舉辦了去世病患悼念會時，我再度和維維見面。

我忍不住的抱住維維，告訴她我的想念及很高興能再見到她。悼念會結束後，我牽著她的手送她走到中心外，臨別時，她露出甜美的笑容告訴我：「絢慧，我要告訴你一件事……」

我揚起眉、睜大眼，等著聽她說。

「我晚上回學校讀書囉！不過，我換了一個系念。」

我真替她高興，歡呼了一聲，迫不及待的問：「什麼系？你決定讀什麼？」

她神祕的笑笑，慢慢地說出：「社會工作系。」

我真不敢相信，她選擇了一個和服裝設計完全不同的領域，更重要的是，這代表將來我們有可能成為工作的同事、一起服務社會的同伴。這實在使我太意外，又太興奮。

維維認真的告訴我：「我一定會努力、加油，將來做一個像你一樣熱衷、熱愛工作的社工師。你讓人感覺容易靠近、可以信任，是我認為的好社工。」

我感動的拉起她的手：「謝謝你，維維。能從家屬口中聽到肯定，實在是對我莫大的鼓勵。加油，我等著你畢業，一起投入服務社會、幫助人群的行列，也許，哪一天你是社工界重要人士喔！」我微笑著。

「嗯，要是有那天，我一定要你來我的部門做事。」

「是，督導。」我對她敬了一個禮。

我們兩個笑成一團。笑中有我對她的祝福，有她對我的肯定。

到了交岔路口，她要我留步，說其他家屬也需要我。我看著她，用喜悅而珍惜的眼神，對她說再見。望著她的背影漸漸走遠，我有無盡的感動，我似乎看到鑾姨堅毅、強韌、踏實的生命力延續於維維的生命。生命與生命的生生不息，不就是如此。

我抬頭仰望清澈無雲的蔚藍天空，心裡有許多的話想讓鑾姨聽見：「鑾姨，你將自己生命的美與好，都傳給你的孩子。你沒有消逝，你已融合在他們的生命裡。」

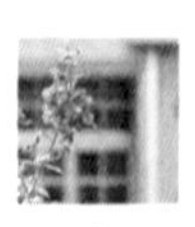

生命再回首

鑾姨的獨特，是她那恬淡的氣質，說起話來，緩緩慢慢，穩穩柔柔。我幾乎沒有在她的面容上看到一絲絲「苦」的紋路。我相信相由心生，並不是鑾姨的生命遭逢不苦，也不是鑾姨沒有經歷過苦，而是她不解讀為苦，也不讓苦的刻痕烙印在自己臉上。

但她也不是那種為了掩飾苦，或武裝起脆弱，硬撐住自己的不苦。因為硬撐起自己的人會有股不服輸的強硬氣息，也會有種逞強的姿態讓人難以親近。

鑾姨的順應命運，是一種臣服，是一種接受，知道這就是自己的人生所要面對的及必須經歷的，所以沒有以非常大的阻抗力量去拉扯、抗爭或搏鬥。

我記得當我靜靜的在聽鑾姨說話時，總覺得不可思議。為什麼我聽起來極為辛苦的日子，非常艱困，肯定是吃了不少苦頭，但鑾姨說起來就像是日常生活中的一部分，沒有特別著墨在自己所受的苦，也沒有強調那些日子如何的讓人吃不消。

即使，她自己的死亡已來到她面前，在不遠處向她招手。她依然沒有太大的高低起伏情緒想去與死亡一決高下，或抗議人生命運如此不公。

鑾姨如何能有這麼大的承受力，承受著人生經歷給過她的打擊或剝奪，也給了她沉重的背負及折磨。遺憾的是，我沒有更多的機會更深的聆聽鑾姨內在的聲音，但我相信是她內在柔軟且沉穩的韌力，讓她在起伏波動的外在變化中，內在能處變不驚，不被自己過度的恐嚇及威嚇，而亂了生活的步調。這或許也是她在早年喪夫後，必須要在亂中維持生活秩序，好讓三個孩子平安長大，最重要的毅力和韌性。

維維身上也有著鑾姨的毅力和韌性，還有不多說自己的苦的特性。即使自己是有所犧牲，為了家人的生活而有所付出、有所承擔，但也不因此誇耀或彰顯自己的重要性及價值。就如鑾姨，是十足讓人心疼的生命。

我們都知道，父親或母親的存在都會影響著孩子，不論那是好的影響或是損害的影響，親子關係不僅是傳遞血緣，更多傳遞的是一份生命的態度，和看世界的角度，也傳遞了某些特質和習性。我們看一個孩子，其實也能多少推回去，猜測他父母的樣子和氣質，還有重視的生活面向為何。

所以我看見維維，就能看見鑾姨的樣子，也能看見鑾姨為人處事的態度在維維身上延續；良善、負責任、承擔、毅力、面對、付出、不喊苦。在鑾姨離去之後，無疑的，維維必定成為弟弟和妹妹的依靠和支持，也將以這些特質及態度繼續走著她自己的人生。

許多親子之間，父母總是想著如何給予孩子優渥的物質享受，留下房子、留下金錢、留下有價物質。但這些物質常常在下一代太輕易獲得的情況下，變得不被珍惜，很快的就花費散盡。而努力賺取各種金錢物質的父母，沒有太多時間陪伴孩子，沒有辦法身教生命最該被建立的態度，也沒有辦法傳承具有營造自己人生最重要的特質，反而在父母再也無法賺取各樣金錢物質時，這些孩子也走向社會的邊緣，或無法自立生活。

鑾姨的生命讓我看見，一個家的凝聚，不在於物質多優渥；一個家的親情，也不在有多少物質給予。而是，一個母親如何沉穩支持著、付出著、承擔著一個家，她能不能被她的孩子看見、體會及感受。當她的孩子真的看見、體會也感受到了母親的生命力量，必會因此被母親的毅力和韌性影響，也會一同守候這個家，為這個家的其他人付出、關照。

物質貧乏，不等於愛貧乏；物質優渥，不代表愛也是富有。一個有愛的人，不必然生長在一個物質富裕的環境。鑾姨的生命和她所守護的家庭，讓我見證了愛的存在，是個家，最重要的核心基石，是跨越生命挑戰與難關既堅定又溫柔的強大力量。

兩天後，當我進護理站了解病人出入情形時，我被老太太的病歷卡寫著的ＥＸ嚇到，這個簡寫表示老太太已死亡，就在一大早時。

終點的奧祕

在我擔任安寧病房社工師的日子，送別近五百位病人離開人世。在他們離開人世以前，我有幸參與在這奧祕中；關於靈魂告別軀殼、告別人間的奧祕。

人在死亡之前，在內心主觀所體認的世界，究竟是怎麼回事，是一個難以明白的謎。

臨床的工作，讓我相信每一個病人對於自己的死亡即將來臨，比任何人都還清楚。有的病人會有象徵性的告知，例如告訴親人，他看到某某人，通常這個某人都是已死去的至親。有些人則是自己預言還剩多久的時間。

我第一次領悟到死亡來臨前，人其實都能清楚的自知，是從一位老太太口中說出的。她因癌末而住進安寧病房，她的兒子擔心她無法接受病情，不只不敢再告訴她疾病的實情，也不敢告訴她已住進安寧病房。雖然如此的保護，老太太還是一直表示不願意住院，不斷要求回家。

老太太的兒子害怕她若出院，家裡的人照顧不好，所以盡力說服她留在醫院中。

我與這位兒子進行短暫的會談，想要談談老太太繼續住院對她是好，還是傷害？畢竟她是真的想回家。老太太的兒子一直向我道歉，說媽媽脾氣不好，麻煩我們了。又告訴我當母親發現疾病時，曾經想要了斷自己，所以他們擔心又無助，生怕一不小心母親再度自殺。這個兒子的憂慮情有可原。雖說母親的病已是不可治癒，但若經由自殺此種激烈的方法死亡，總是令人感到惋惜與悲傷。

談話之後，我到病床見這位老太太，老太太悶不吭聲，只是靜靜的躺著、閉著眼，看來想要與老太太談話是很困難了。我的心沉重起來，老太太想回家的心情可能就此被犧牲了。

兩天後，當我進護理站了解病人出入情形時，我被老太太的病歷卡寫著的ＥＸ嚇到，這個簡寫表示老太太已死亡，就在一大早時。

老太太的遺體尚未離開病房。安寧病房的護理人員體恤家屬都是希望親人最後的容貌是安詳平和的，所以會在遺體離開醫院前，進行遺體護理：淨身、更衣、撤管、化妝與整容。

我再一次的來到老太太的病房，再次遇見她的兒子。我和他走到病房外的小沙發坐下，他的眼淚流不止，他說父親早不在，如今母親也離開他了。

他的不捨與傷心全顯在臉上。我注視著他說：「媽媽走得這麼突然、這麼快，讓人很難相信，太意外了。」

他抬起頭看我：「媽媽她知道，她知道自己的時間不多了，所以才一直說要回家。」

「她對你說過什麼？」我不明白他的這句話。

「那天和你談話之後，我去安撫媽媽，希望她能安心的待在這裡接受你們的照顧。那時候她告訴我，她不會待太久，她只在這裡三天，她就會離開這裡了。」

我驚奇地看著他，我的心律變得急速。

他繼續說：「原來她說的離開、她說的不會待太久，是在告訴我她的生命只剩短短幾天。我還以為她在亂說話，怎麼可能才住進來就要出院！」

我看得出他有些懊惱，因為他沒來得及向母親傾訴愛，也無法再聽到母親任何的話語。

我陪他一會後，因他需要辦理手續而向他告辭，並希望他保重自己。

我走在病房的長長走廊，腦子不斷想著老太太的生命從這個世界消失，起身到另一個世界去時，她是否得到天使或死神的告知？那個經歷想必是神祕不可探究的，就算她真的說出另一個世界已對她提出邀請，她周圍的親人也會因無法體會而認定她胡言亂語、胡思亂想。

生命終究消逝至何方？

我想除非自己面臨到那一刻，我才會真的洞悉死亡的奧祕。只是，那一刻卻也是我與世長辭的時候，我仍無法回頭告訴人們我究竟去了哪裡！這一切又是如何發生的！就如蛻變的蜻蜓飛翔之後，無法再回到水中告訴未蛻變的同伴：天空的世界是如何的寬敞與晴朗。何況，牠們再也不認得眼前這已蛻變的朋友。

許多人聲稱不要告訴臨終病人他得到不治之症，在糊裡糊塗中病人可以保持求生意志。聽到有人這樣說，我總是一笑置之。

這樣的論點，實在太看輕病人對自己身體的真實體會，即使不說出病名、病情，臨終病人都能知道他的日子所剩不多，因為身體越來越虛弱、器官無法正常運作、痛苦相繼增多，這種種的真實改變，病人早已感受在內心。

死亡的來臨並不會改變。有所不同的是病人和家屬是否一同面對、一同分擔、一同支持，還是互相隱瞞、互相迴避、各自承擔。

我心疼一些我照顧過的病人，他們告訴我，他們知道自己的日子有限，雖然不能明確說出自己生命終止的日期及時間，但他們想要和親人談談死亡、談談後事、談談未盡之事，但親人害怕、一個個閃躲。有人對病人說：「不要想太多，自己有求生意志，死亡就不會發生。」也有人說：「不要想自己得到重病，放輕鬆，當作自己沒病就不會這麼想不開。」最令我莞爾的是有人會說：「想這麼多做什麼，快樂也是過一天、悲傷也是過一天，你要讓自己怎麼過？」

這些回答，好像告訴病人，一切都是你的幻想、庸人自擾。於是，病人想要表達的感受、心裡的話或者想交代的事，全都得吞回去。在病房裡只好和親人互相看來看去，卻說不上一句話。

陪伴臨終病人必須要能承受沉重、悲傷、緊繃的氣氛，沒有做好此心理準備，容易因負荷過重而感到不耐、無力、挫折。自我的情緒與病人的情緒混淆一起之後，對病人及陪伴者都是傷害，關係也顯得緊張，愛也因此受阻隔。

我越來越深信，當人生走到終點，靈魂得到自由之際，能走得安然、坦率，是一種幸福。讓臨終的生命順於自然；當器官已衰壞，不用強迫進食；當身體已損壞不堪，不用再強迫輸血、氣切插管。讓生命的告別有如誕生時一般的純潔、完整，是對生命最真的珍惜與尊重，也是一種美。

生命再回首

即使我曾走到離死亡最近距離的安寧病房，但我還是對死後的世界一無所知，也對死亡時刻的奧祕覺得好奇。就算許多書籍都記載過瀕死經驗的歷程，關於光，關於靈魂所見到的世界，但它仍無法被大多數人去經驗及體會，少了自己的親身經歷，總是仍然蒙上一層紗，朦朧不清晰。

雖然我尚無法親身得知死亡時刻的奧祕，但在安寧病房的所見所聞，卻讓我對死亡及死後的世界減少了許多恐懼。我感知到的生命，總是告訴我，死後仍有延續，而死亡的歷程會有牽引，迎接靈魂走向新的旅程。

但是，也不全然所有的病人在死亡時刻來到之前，都能保持一種清明及平靜。許多生命仍糾結在各種關係的仇恨怨懟，及懊悔遺憾中，以致無法全心或靜心的準備好死亡時刻的到來。真的能在心靈精神層面，準備好死亡時刻的到來，都是對死亡不抱持著恐懼的態度。也不以死亡就是毀滅，來看待自己的生命。這樣的狀態，才能真的領受走向死亡的經驗。

這也給了我一個體悟，或許好好活過的人（善生），才能好好的善終；能好好準備善終的人，必定也能好好的經歷生命活著的每種時刻。

生與死，是無法被切割而不被一致關注的。若不看死亡，不懂死亡必然到來，那麼活著的生命，也就不能彰顯出意義和重要性。若不看生命，不好好活著的人，死亡也不能帶給他豐富滿足的心境，來完成屬於自己的善終時刻。能夠善待生命的人，必然也能善待人的善終時刻。生命的生到死，其實是一樣的，都是在讓我們發現我們是否真的尊重生命，是否真的愛生命，是否真的以一致的真誠態度，在護全生命的尊嚴及價值。

浪子回頭

「還有什麼是你原來想做的事？」

他似乎充滿感觸的回答我：「我……想做個好孩子。」

我太訝異了，這是我從未聽過的他；從未了解過的他。

安寧病房的工作，每天面對病人的苦痛與家屬的無奈，也看到許多生命的結束，雖然這些日子好似充滿著悲傷、護理無力、難過，但奇妙的是，我的生命卻在與他們生命交會的時刻，獲得許多的啟發與成長。面對死亡，並非全然帶給人灰暗與毀滅，相反的，可能帶來積極面對生命，還有知福、惜福的生活態度。

阿銘即是這麼一位讓我有所學習的病人，透過他生命故事的分享，我有機會領會人求善的意念，並參與一個生命真誠的告白與懺悔，也使我更接近自己生命的核心。

阿銘的家在台灣中部，親人並沒有陪他北上求診，一路上陪伴他的是女友阿娟。阿娟對阿銘的愛非常深厚，不然怎麼能在沒有名分、沒有法定責任的情況下，無時無刻陪在阿銘身邊。

團隊其實很為阿娟擔心，因為阿銘的疾病已確定是末期，雖然計畫做一些放射線治療，卻不是為了消除疾病，而是為了控制緩解痛的症狀，所以我們都可預知阿銘勢必是要面對死亡的到臨，只是會在哪一天，恐怕只有神知道。如何在那一刻來臨時，不是只有女友一個人陪在阿銘身旁，阿銘的親人也可以無憾的面對那一刻，是團隊十分關心的事。

阿銘這個人有些靦腆，對醫師群、護士都客客氣氣的。阿娟個性開朗、大方，與團隊人員有很好的情誼。關於醫療，阿銘十分信任主治醫師——陳醫師及團隊人員，我們亦是懷著謹慎、真誠的心陪伴、照顧他們。

阿銘進出醫院三次，前兩次皆是症狀控制得很好而返回家鄉，阿銘還是喜歡在家鄉，那裡有好朋友、親人及他熟悉的環境。為了讓阿銘安心回家鄉，我們總會預備病情摘要、使用的藥物明細單，及中部一些醫院的入院方法，叮嚀阿銘有任何不對勁、不舒服的狀況，不要忍，一定要在第一時間處理。一些繁瑣的交代後，我們會以祝福的心送阿銘出院回家。

兩個星期之後，阿銘三度入院，這一次我感受到整個氣氛相當沉重及不安，醫師、護理人員臉色凝重的正和阿娟談話，當他們看見我時，快速拉我靠近並告訴我，阿銘回家鄉之後情況還不錯，後來幾天因為他感覺到胃不舒服而到離家較近的醫院看診，他心想或許拿些藥吃會好過一點，卻沒想到看診的醫師知道他的情況後，毫不考慮的告訴阿銘，他的情況在醫院也無法做什麼，還是回家準備後事吧！此話一說，阿銘整個人消沉下來，不願意再待下去，執意要回到我們的病房。阿銘的妹妹也來了，大家心情都亂，不曉得是不是阿銘的情況真的很不好。他們也相當擔心阿銘心裡有事未交代出來，一堆的疑問及不確定性讓整個談話過程人人緊繃。

我們最後決定由醫師、護理師及我一同和阿銘談話，期待了解阿銘真正的想法及感受，協助阿銘去找到一個調適的方法。

我們三人一到阿銘床邊，阿銘仍是靦腆的對我們微笑，神情則是明顯的疲累。醫師和護理師先評估阿銘身體的疼痛，並和阿銘談談阿銘對住院的期待，阿銘有些苦笑的說：「我是回來找信心的，我好像走不下去了！」醫師溫和的告訴阿銘：「我們要一同找回信心，本來培養起來的信心，我們不能讓它消失，有了信心才能繼續往前走。」我看得出來，阿銘和醫師之間不只是醫病關係，還有濃濃的同袍之情，他們視彼此為重要的戰友，一同面對每一個關卡。

阿銘的生命能量在與醫師一番談話之後，提升回來一些，醫師和護理師則先行離開，留我和阿銘談些隱私的話。

我從阿銘在中部那家醫院的經驗談起，我請阿銘回到當下的情況，再一次敘述當下所發生的事及自己的想法及情緒。阿銘告訴我他的錯愕、生氣、難過，並澄清自己並非不知道自己的疾病發展或不接受，而是他不明白怎麼會有醫師能毫不顧慮病人的感受及疼痛，說出你還是回家辦後事的話來。

我更進一步的將主題停留在他聽到醫師說他沒有辦法再做些什麼之後的感受，阿銘沉默了一會，然後緩緩道來：「我沒有想到會這樣，這麼快，我根本來不及做什麼！」

我的敏感度立即發現阿銘的心裡有龐大的未完之事，造成他內心的不平穩。病人或許在理性層面接受他自己的疾病診斷，但這不代表在情感上及感性層面也一樣接受。人類的感情豐富，許多的感受不是用理說得通或抹滅得掉，病人需要有機會去表達他內在的感受，也有被聽到、被了解的需要。於是我問阿銘，他原來對於自己人生的計畫是什麼，或者說說生命若延續下去，他想做的是什麼事。

「我想要做點好事，我想要關心孤兒院的小孩。」他說。

我相當好奇他的想法，再繼續問他：「怎麼會特別想關心孤兒院的小孩？」

他靦腆的笑說：「我關心過他們啊！我以前做過水果攤，生意沒這麼好，所以將多的水果送到孤兒院，他們很高興，若是有機會，我還會這麼做。」

我告訴他，我認為他真的很棒，我相信當那些孩子吃到水果時一定非常快樂。阿銘仍是靦腆的笑說：「只有一次而已，如果可以，我會繼續做。」

「阿銘，若是有機會，我們一起把握時機去關心他們，我們能代為安排，只要你的身體允許，我們就去做。」

他點點頭。

「還有嗎？還有什麼是你原來想做的事？」

他似乎充滿感觸的回答我：「我……想做個好孩子。」

我太訝異了，這是我從未聽過的他、從未了解過的他。「發生了什麼事？你願意告訴我多一些嗎？」

「我年輕的時候，跟著朋友學壞，十幾歲就出來混，常離家，使父母擔心，他們也拿我沒辦法。後來我甚至進了牢房，在牢裡想了很久，想著自己的人生怎麼會變成這樣，使父母傷心、使姊妹傷心。出獄之後，我下定決心要重新做人，我要有一份正當的工作，我要回到家中，當一個好孩子、一個好人。但是……才出獄半年，我的身體就生病，開始接受治療到現在，我根本沒有機會重新做一個好人！」

「這一切來得太快，把你原來的希望都打碎了，那種感覺是遺憾。」

他突然眼神一亮，像是被了解的說：「沒錯，是遺憾的感覺。」

「你覺得一切都太晚了。但你知道嗎？當你決定重新做人的那刻起，你已經是一個好人，所有的悔過都不嫌太晚。你願意聽我告訴你一個故事嗎？一個《聖經》裡記載的浪子回頭的故事。」

他點頭，等待著我開始。

我將《聖經》所記載的〈路加福音書〉十五章十一至三十二節的浪子回頭的故事告訴阿

銘。我告訴他，耶穌藉著這比喻要世人明白，上帝猶如這位等待流浪在外兒子回家的父親，只要我們悔改、回頭，祂從不嫌太晚，仍是慈愛、喜悅的迎接我們。

阿銘聽得認真，他說沒有人告訴過他這個故事。

我倚近他並且放慢語調，雙眼和他交會的說：「所以，你的父母一定會發現你已不一樣，他們一定知道你的一顆心是如何的後悔，你也許覺得沒有機會讓他們看到你的行為，但你的那份心已將你成為好人、好孩子。」

他的眼神釋放出光芒，似乎發現了什麼：「嗯……我的父母親雖然沒有講什麼，但我感覺得到他們原諒我了，何況我有信心阿娟一定認為我是百分之百的好人。」

聽到他的自豪，我們兩個同時笑出聲，那一刻，空間散發著自由的味道，沒有束縛與重擔。真誠的談話，讓我們掙脫腦子的限制，心靈感受到無比的寬廣。

阿銘突然握著我的手：「蘇小姐，謝謝你來跟我談話，從來沒有人可以和我談這麼多內心的話。」

「我也要謝謝你，與我分享你心裡的事。」我回握他的手。

我向阿銘告辭後，走出病房外，我因著感動而不禁泛起淚水。他打開心胸讓我陪他同行片刻，我卻深深的感覺自己的生命沒有消耗，反而更增添厚度與寬度。這樣的感受令我驚奇不已。

那次之後，我沒有機會再和阿銘談話。他在四天之後，因著血壓直掉而迅速被送返家鄉，並在抵家後不久離世。我在心裡已有準備向阿銘告別，且有許多對他的感激；感激他讓我依舊相信人性的美好與可愛。

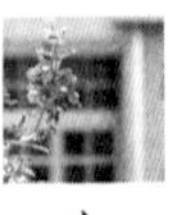

生命再回首

我和阿銘相遇的故事，在這十年來一直伴著我，我也時常分享這一份感動，那是關於生命的遺憾及與自己和好的故事。

我們的人生真的都能無誤嗎？我們所走過的路、經驗過的歷程，乃至做出過的選擇，都能確保全然的正確，不傷害自己，也不傷害其他人嗎？

我想，這不是真實的人生，因為人生並不是考卷，不是只要反覆背誦、反覆練習，就能知道怎麼作答、怎麼解題。人生，往往是我們走在當中時，根本瞧不清楚自己所在的位置，與所有遭逢的全景，我們甚至無法真的得知何以我們要遇到？要經歷？要走到這一步？

很多時候，因為情境的刺激，及為了因應環境的要求，甚至為了鞏固自己的生存需求，我們無法加以思索，也無法預測未來的變化，就直接的反應、直接的行動。而當後果來臨時，我們也就失去機會去扭轉，連彌補及修正的機會都沒有。

往往這種時候，就是心靈的煎熬。因為現實的後果不能改變，因為無法再多做些什麼讓情況變好，所以我們只能以「心」來背負罪咎，讓心受盡煎熬及折磨來有些補償。心因此承受喘不過氣的自責，苦待著我們的身體及心靈，也讓我們自體破碎及分裂，難以完整。

當死亡的到來，終究是要我們完整的善了屬世的一切；在傷痛之處，可以療傷；在破碎之處，可以補全；在憤恨之處，可以饒恕；在衝突之處，可以和平；在對立之處，可以和好。

我很榮幸陪著阿銘一起經歷寬容生命的錯誤及罪咎，以新的生命眼光看待自己。我始終相信，即使一時為壞人，或曾經是壞人，也不表示在人內心深處不曾渴望成為一個好人。有時候，當我們對於成為好人無能為力時，就只能任憑「壞」的惡浪席捲我們，占據我們的生命及靈魂。

阿銘內心的善，在歷經了十多年的監獄服刑後，親眼瞥見了死亡的到來時，依舊不放棄的發光。依然呼喚著他，要為自己過去的犯錯及遺憾，有個面對，有個真摯的懺悔及放下。

他真正需要的，是對自己的原諒，也是和自己生命的和好。他迷失過，他傷害過其他人，他讓他的親人曾經心傷，他也讓自己的生命為此付出了自由及完整成為自己的機會。但在死亡之前，他仍需要告別這場人生的悔恨、傷痛、遺憾、錯過、苦痛、失落，他終究是要了結。即使生命的時間不多了，他仍需要為自己的人生終點付出最後努力，為自己寫下他想要的結局。

而我們，是否也能有這樣的勇氣，去面對那些不堪的過往，那些不光彩的自己，而依然選擇擁抱及和好呢？

修補工程

「你積壓太久了，是嗎？這些苦，很難說給別人聽吧？」她的眼淚無法克制的湧了出來：「是啊！我根本無法說給別人聽，我憋在心裡好難受。」

每一個病人背後都是一個家庭故事；每一個家庭故事都有屬於它的辛酸、辛苦及困難。在病人臨終以前，我們照顧他，同時我們也在照顧他的家人。許多家庭的過去我們無法參與，我們也無法完全的明白。如今病人在病房，家庭關係的複雜與糾結，總是讓團隊感到霧裡看花、模糊不明。

團隊一直警惕自己，勿太快的與病人或家屬任何一方形成聯盟；太快的定論誰是受害者，將會使我們失去理智的想成為拯救者，同時成為傷害另一方的壓迫者。這種拯救者的心理遊戲，並不會對事情有助益，往往使得關係更加敵對，更加惡性循環。

對家庭關係與互動的持續評估是必要的。

承認家庭長久以來的問題非短時間內能化解與改變，也是必要的。

團隊能做的是提供溝通技巧、提供溝通的媒介，或是提供情緒支持，至於能改變什麼，改變多少，還是要視家庭的意願。

家庭許多時候是無法講道理的，情與愛消失的時候，道理只是勉強維持一些責任與義務。當心頭恨難已藉寬恕而獲得平復時，責任與義務也已蕩然無存。

家庭的悲劇令人唏噓感慨，人生的煩惱、無奈、寂寞、痛苦大都由此而來。然而，人們不因此對家庭失望，仍然心存盼望，從家庭獲得包容、歡樂、安慰與愛。

七十幾歲的城伯被送進我們病房時，獨自一人，病歷裡的家庭圖，只畫著一個方形，代表他。想問問他有什麼家人，他只是皺著眉，一句話也不說，對於我們的話似懂非懂的。

幾天以後，護理站緊急聯絡我到病房，說城伯的一位朋友指明找社工師。我一面往病房

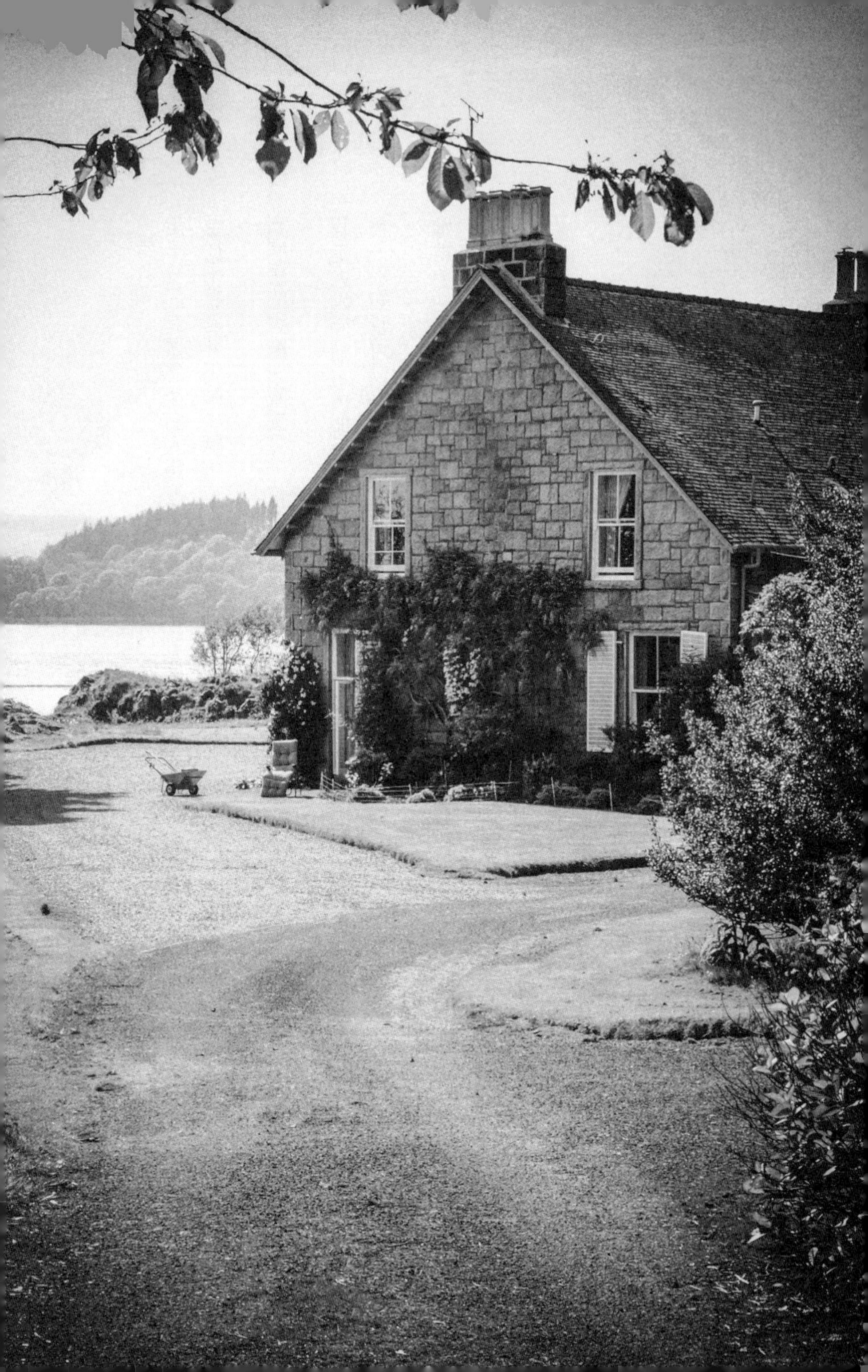

走，一面想著怎麼有人這麼懂得找社工師，一般人根本還分辨不出社工與志工的差別，甚至從未聽過社工師一職。

到病房的大廳，我看見一位四十多歲的女性坐在長沙發上，手裡拿著一堆文件。

我走近她面前，表明我的身分：「您好，我是病房的社工師蘇絢慧，聽護理人員說您找我，不知我可以協助些什麼？」

她馬上站起來，神情焦急、緊張的說：「蘇小姐，我要找您，請您想想辦法。阿伯他一個人住，沒有什麼親人，他也沒有積蓄，我只是他的朋友，醫院卻找上我，要我出來負責，我要怎麼負責？我一個人還要照顧女兒，我怎麼有辦法？而且我朋友說安寧病房很貴，轉進來可慘了，費用一定貴。」

我完全沒料到，這位女性一下子在我面前提出這麼多問題，我趕忙說：「等一下，等一下，我們一件事、一件事來。小姐，請問貴姓，你是阿伯的誰？」

「我姓曾，我是他的朋友啦！」

「那阿伯的親人有誰？」

「他有一個女兒，二十歲。」

「女兒呢？在哪裡？」

「他的女兒精神方面有點問題，以前老師跟我提過，要我帶她去看精神科門診，但一到門診，她看到精神科三個字就跑了，根本沒辦法看病。」

我聽得模模糊糊，我問：「她有什麼行為，讓老師覺得她異常？」

「她沒辦法和人群在一起，沒辦法承擔壓力，像她爸爸生病，醫院找她，她就快崩潰一樣，把自己關在房裡。我也很困擾，拿她沒有辦法！我自己也快崩潰了，老的煩我，小的讓我煩。」

我又聽得迷糊，趕緊再澄清：「阿伯的女兒跟你住，請問你們的關係？」

「我和阿伯離婚二十年了，我們結婚三年就離婚了。阿伯都自己一個人住，他很壞，喜歡說謊、罵人、恐嚇人，我就是受不了他。要不是他病了，他以前的公司同事帶他來找我，我根本都沒有跟他聯絡，現在卻要我負責？我有什麼責任？為什麼還要打亂我生活？」說著說著她就哭了起來。

我看著眼前這位女性，忿忿不平的姿態似乎真的快崩潰，我覺得她需要一些諒解及支持，我告訴她：「真的很委屈，離婚二十年，早可以沒有任何牽扯，卻要被迫出來負責。」

她邊哭邊說：「我就是怕女兒被告遺棄父親，才代替她出來。你不知道，阿伯以前真的很壞，他今天會這樣都是報應，他騙錢、賭博、威脅人、追著要我的命，我根本受不了他。不信你打電話問他以前的同事，他連宿舍都不還公司，他早從公司退休了，還賴著不走，他真的太麻煩別人。」

我盡可能從她的言詞去勾勒這個家庭的過去，試著去體會這位充滿著不甘心的女性其內心的世界，同時也必須不失客觀與冷靜的理解這個女性與城伯的恩怨情仇。不能否認，這些陳述太複雜又沉重，我看著她越說越激動，似乎累積許久的怨氣，全欲在此刻傾倒而出。

「你積壓太久了，是嗎？這些苦，很難說給別人聽吧？」

她的眼淚無法克制的湧了出來：「是啊！我根本無法說給別人聽，我憋在心裡好難受。」

她是真的傷透心了，面對只有恨沒有愛的前夫，我以商量的口氣請她站在朋友的立場，幫城伯跑一趟戶籍地社會課，申請社會福利身分，若是能申請通過低收入戶老人身分，後續的協助會較多。另外，我也對她澄清，安寧病房的費用沒有特別昂貴，除了雙人房及單人房的病房差額費或自費藥品外，大部分的醫療處置費用，仍有健保給付。以城伯的情況來說，他住四人房，藥物皆是健保給付範圍，暫時無龐大費用的支出。

曾女士聽聞後，大大的鬆一口氣，她整個人明顯放鬆，她看著我說：「我好幾天都睡不著，不懂為什麼我的厄運沒有結束。我女兒也受到很大的影響，整天躲在房間不出門，飯也不吃。」

我發現這個家庭的問題難解。家庭呈現的問題若單單說是誰造成的並不公平，家庭內的人都在互動中互相影響，手腳好似有無形的線綁著，任何人動一根手指頭，都能影響整個局面。

我的腦海裡開始分辨短暫的住院時間，我能協助什麼？若要改變家庭的互動模式或改善病人與家人的關係，不只不會完成，還會令自己落入拯救者的角色，跌進家庭混淆不清的漩渦中。

減少前妻的心理壓力，找尋社會資源、關心病人的心理社會需求，是我認為最重要的事。

後來的日子，曾女士兩三天便打一通電話找我，話題全在城伯過去的待人處事態度上繞，許多事只是重複。我意會到過去城伯對她的傷害不小，她的確有權利生氣，畢竟人生因此變了樣，過得辛苦又恐懼。只是，我也將我的看法告訴她，我對她說：「事情發生了很久，我也從你的神情知道這段日子你過得真的很苦，這個人深深影響你的生活，即使許久未聯絡，提起他仍是充滿憤怒、不甘心與委屈。只是，若你要過屬於自己的生活，過得正常，你要幫忙自己不要活在過去的回憶中，試著原諒這個人。這麼做不是為了他，是為了你，陷在仇恨、無可原諒的情境中，遲早會令你崩潰，你和女兒的生活也會一團亂。」

曾女士終於安靜下來，緩緩地說：「蘇小姐，謝謝你的提醒，我知道原諒他對我自己會比較輕鬆，我也希望能這樣。我知道他的生命沒有多久，我也不想一直恨他下去。」

之後，我與她約定，有需要一同商量、需要她幫忙的事，我將主動打電話給她，其餘的時間就讓自己生活恢復正常步調、放鬆點。

團隊照顧城伯一段時間，並尋得慈善基金會的幫忙，讓他出院後短暫住進養護中心，之後又協助他二度入院。

城伯在住院的過程，體會到自己年老卻無親人、朋友關心的景況，開始後悔自己過去所做的事，並希望見見女兒，向她說聲對不起。他過去荒唐，不僅沒有照顧她，還曾一度想將她賣了。

我和曾女士協調後，安排城伯和女兒見面，並在中間協助傳遞訊息。我真的希望城伯的悔意被接納，而前妻與女兒也能從傷痛釋懷，擁有自己的新人生。

家庭之間的紛紛擾擾，連清官也難評定出一個是非對錯，況且許多事已不是評斷出誰對誰錯可以化解的。令人困在其中難以釋懷的是對於家庭的失望吧！修補工程不一定是將家庭塑造成我們期待的樣貌，而是讓人能從傷害中解放，不再受著束縛及綑綁，能有機會活得自在、活得安然，活出自己想要的人生。

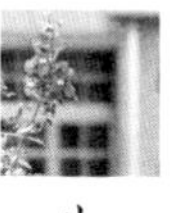

生命再回首

城伯最後臨終前，有與女兒見最後一面，流著淚向女兒說對不起。女兒雖然沒有多說些什麼，但她願意與城伯合影，留下他們父女倆最後的相聚。

或許我自己的人生也有一位嗜酒、行為總讓家族承受不少麻煩及困擾的父親，所以我多少可以理解曾女士有如驚弓之鳥的恐懼及焦慮；我的父親在荒誕的人生下，孤寂和落寞的走到人生終點，沒有孩子在身邊送行，讓我對城伯的處境多增了幾分感慨；我自己曾經是無法陪伴父親走完人生最後一程的女兒，雖然因為當時十四歲，有太多的無能為力，但想起沒有見到父親的最後一面，仍是悲傷自責，也讓我對城伯的女兒一直無法真實感受到父愛，又在父女關係中失落許多，多了一些連結及心疼。

當然故事起落各有不同。即使協助了城伯表達內心的虧欠及懊悔給女兒，也無法彌補我自己生命來不及好好道別父親的傷痛。我的傷痛，只是讓我對於生命的受苦，有更多的體會及看見，知道人生的苦，知道生命的苦，知道了人各有不同的苦在承受、在面對。

因此，我無法也不可能像是只用理智大腦的判官，以對錯是非在評論人，或用自以為正確的觀點在指使人應該如何矯正改過，如何活出正確。

真實的人生，有情感牽扯，有在關係中的受傷及挫折，有人性的各種需求及偏執，更有環境命運的乖舛變化，許多的人際糾葛和人我傷害，常在無意識中上演，反覆、重演、複製。人世一趟，每個人都經歷著他所承受的苦，也遭遇著他所迴避不了的痛。雖有一句話說：「可憐之人，必有可恨之處」，但不也同時是：「可惡之人，必有可憐之處」？

生命的卑微就在這兒，有許多的無奈，和自己無法掌控的事。歷經歲月的風霜，我們體悟的是更多生命的滄桑和不可逆轉，即使有所遺憾和悔恨，也常是錯過了那可能的時間點。

我們當然都希望還來得及；來得及說出對不起，來得及說出我愛你，來得及好好說再見，來得及好好說我原諒你……

但是，若真的一切都來不及了，願我們也能將來不及的遺憾和懊悔化為祝福，祝福著自己，祝福著離去的生命，祝福著留下的人。

最後的四十九天父子情

何叔突然冷冷地笑了一下，又搖搖頭：「沒用的啦！我說什麼都沒用啦！他們不想聽我說的話。我兒子肯送我到這裡，每一天晚上都來陪我就已經很好了。」

我很訝異的對他說：「怎麼說？什麼原因讓你覺得多說什麼都沒有用？」

何叔和兒子的愛恨情仇，在病房中實實在在上演，我一方面心疼何叔想要懺悔的心得不到家人的接納，一方面也心疼長久背負家庭傷害的兒子，難以原諒父親的痛苦。恨，正是因為曾經期待著愛。

何叔是從其他醫院轉來的。原因是小何先生被告知父親的疾病已是口腔癌末期，醫院無法接受他住院，因已無治療可做，轉介他不如試試看安寧病房。於是，小何先生上網搜尋，得知位於淡水的馬偕醫院有安寧病房，並且是台灣歷史最久的。他決定帶父親來，並且希望父親能經由團隊協助面對死亡、接受死亡的來臨。

我會去探望何叔，一來是因為白天見不著家屬，二來是因為邱醫師請我多關心。何叔總是搖頭告訴醫師：「很痛苦，難受，住院沒有什麼幫忙，不如回家去。」醫師請我評估何叔的心理社會需求及對疾病的認知，好確認何叔對住院的期待，必要時，團隊得做些澄清與溝通。

我到何叔的病床前，看見他正在皺眉嘆氣，我探身向前問他：「不舒服嗎？」

他搖搖頭，指一指床邊的靠椅，示意要我坐下。我尚未來得及介紹自己，他便已經開始滔滔不絕地說：「不舒服，難受。身體一天天的不好，脖子旁的腫瘤越來越硬，臉部越來越腫。我想我活不久了。」

「你擔心自己的生命時間不多了？」

他點點頭說：「我知道我兒子送我來這兒叫安寧病房，意思是說我時間越來越少了。我生病七八年，進出耳鼻喉科病房許多次，已看過無數人往生了，有些人比我晚發現，卻比我先走了。」

「你看過病人死去，會害怕嗎？」我想聽聽他對死亡的想法。

「我看過不少次病人死掉，我不會怕看啦！看看別人死時的情況，想想或許我就會這樣走的，多少能有點心理準備。我都知道啦！鼻咽癌、口腔癌的死亡是因為兩種情形，一種是營養缺乏；無法進食，身體養分漸漸失去。另一種可能是動脈大出血，這兩種情況我都看過。我不是怕死，每一個人都會死。我是怕死亡那時候很難受、很痛苦。」

「如果可以選擇，你希望是怎麼死去呢？」我更進一步的詢問。

「沒有痛苦，沒有恐怖，睡著的時候走最好。」

「這不是不可能，我們不會讓你多承受痛苦與折磨。」

他點一點頭。沉默了一會，又開始說：「我兒子叫我要想開一點，還說每一個人都會死，人遲早要死的，但我覺得很難不擔心，我不知道死的時候是什麼樣子。」

「他常勸你想開，你又沒有辦法真的想開了，你都怎麼辦？怎麼回答他？」我想藉這個機會了解一些何叔的家庭關係、互動情況與家庭功能。

何叔突然冷冷地笑了一下，又搖搖頭：「沒用的啦！我說什麼都沒用啦！他們不想聽我說的話。我兒子肯送我到這裡，每一天晚上都來陪我就已經很好了。」

我很訝異的對他說：「怎麼說？什麼原因讓你覺得多說什麼都沒有用？」

「我以前做了很多對不起他們的事，因為我很照顧朋友、重視朋友，所以很少在家。家裡的事都是太太一個人擔，我知道很對不起她跟孩子。我也曾經想回頭，但人做錯一次，人家還會原諒，做錯兩次、三次，你再認錯，人家已經不會相信你了。」他無奈的說著。

「如果你是真心的認錯、真心的抱歉，即使他們不相信、不願意接受，你仍是可以表達。」

他搖搖頭，嘆了一口氣：「家庭是要經營的，現在落得這樣下場，已經來不及了。」

「你大兒子其實很關心你，他常向護理人員詢問如何讓你的心可以平靜。」

他突然沒有那麼意氣消沉地告訴我：「我兒子他學佛的，很虔誠，所以他常跟我談死亡、談大體捐贈。他說大體捐贈是讓醫學院學生做解剖用，我是他們的大體老師，他們會從我身上學到很多。」

我從他的神情看到一種喜悅，我想這件事讓何叔感到自己是有價值的。我問：「所以，你同意這麼做了？」

「是啊！我都簽好同意書，我兒子自己也有簽。我兒子很不錯，他做志工，是那種跟著救護車出去救人的那種志工。他的心腸很好，他常告訴我要多關心社會、關心別人。」

「你有一個這麼好的兒子，你可以很放心，他一定可以感受到你的對不起。」

他笑了笑。

我走出何叔的病房後，想到護理人員這一兩天一直轉告我，小何先生晚上來病房時，總會說想找社工師談談。我猜測著，小何先生面對這個父親，也有許多的無奈與不平。於是，我到護理站，在何叔的病歷本裡，寫下社會心理談話紀錄；關於何叔的抱歉與對死亡的看法。並請負責照顧的護理人員轉告小何先生可以白天打電話過來給我。

隔日的一大早九點鐘，我一到護理站，立刻接到小何先生的來電。小何先生一開始謝謝我的關心，但他認為有些事一定要我了解。他告訴我：「我媽及姊妹已被我爸傷害徹底，他過去欠債、外遇，總是留一些爛攤子給我們承擔，我們不曉得已替他還過多少債、處理過多少麻煩。如今他生病，他朋友都不見了、沒人理他了，他才會回頭。可是，回頭又如何？以前還在長庚醫院做治療時，他也曾跪在我媽媽面前，乞求我媽的原諒，並表示他會回到她及孩子身邊，但治療一結束，身體好一些，他就又回到那女人旁邊。你說，我們如何再相信他？」

我聽完小何先生敘述他的父親，雖然他沒說自己的感受，但我已體會到他的傷痛與灰心失望。家庭的糾結與混亂，外人很難說些什麼，我只能表達出我的看法：「父親雖然如此可惡，做了許多傷害你們的事，但我看到你還是很關心他、很在乎他。」

「他始終是我父親，我也不願他已是重病、走投無路，卻沒人願意照顧他。我能做的就是這些，他到現在還是一直在我們面前抱怨，說我們煮的東西不好吃，說我們不了解他的需要，還是常向我要錢。蘇小姐，並不是我們不願意原諒他，而是他讓我們心冷了。」

「何先生，對於父親的抱歉，我們只是作為一個訊息的傳遞者，至於你們如何看待、如何處理，我相信你們能做出你們所認為最適當的應對。家裡的苦、家裡的困難，外人很難清楚明白，我們也無意再增加你們的壓力。」

「蘇小姐，我明白，我知道你們作為關心病人的專業人員，你們一定要表達病人的想法及需要。我有個問題想請教你，怎麼讓我父親可以坦然面對死亡？他的情緒起起伏伏，他總是一直問我他是不是沒得醫了，是不是要死了。我覺得他這樣不好，這樣死的時候，怎麼能得到安詳呢？」

我心裡早有準備與他談談這個主題，我接著他的話說：「小何先生，對臨終病人來說，死亡是強大的威脅，人並不知道死亡之後是怎麼回事，即便清楚知道自己即將走到生命的終點，要與人世的一切別離，還是令人感到不安與無助。」

「我知道人在往生前會感到害怕與未知，所以我都盡可能的和他討論死亡的話題，談談佛教的死亡觀，我希望他能接受死亡的事實，每個人都會有一死啊！」

「是，你說得有道理，但你父親目前並非是理智上不承認自己即將死亡，而是在情緒上、感受上無法接受，這是人自然且真實的情感反應，他需要一些空間可以表達內心的掙扎與矛盾、不捨與悲傷。況且，我親耳聽到你的父親說他已看過太多人死亡，他並不怕死亡，卻怕死亡當下的悽慘與折磨。」

「他這樣擔心又能怎樣呢？還是要面對啊！」他仍無法接受情緒本身是人的一部分。

「小何先生，我相信你對於生死觀念有很多琢磨及領悟，所以你對生死之事能有不同的表現，但對你父親可能還是太急、太快了。」

電話那頭安靜片刻，終於小何先生開口說：「蘇小姐，謝謝你，耽誤你工作，改天我們當面談。」

於是我們掛上電話，結束了這一次的長談。我想這一次的談話只能說是與小何先生建立信任關係，實在談不上幫了何叔什麼忙。

接下來幾個星期，我常到病床邊陪伴何叔，談談他的家庭、他的疾病變化，關係既穩固又良好。我萬萬想不到，我和何叔的關係卻經歷一次大波動，充滿緊張與衝突。

事情的變化，源自於何叔的隔壁床連續幾天有兩位病人離世，我擔心何叔的心理壓力過大，而想與他談談。

我一到病房，何叔如往常一樣等我坐定位置，便開口說話：「隔壁這幾天走了兩個，我都知道。」

「會不會覺得害怕？」

他沒有點頭，也沒有搖頭：「我想過不久就是我了。」

我看到他眼中有一種不安，我問：「你覺得不久就輪到你，是因為你覺得身體越來越不好？還是因為你看到病房的病人走了，有了這樣的感觸？」

「兩種都有。」

「何叔，我記得你跟我說過，你不是害怕死亡，你早預料死亡會發生，你擔心的是死亡的時候太痛苦、難受。」

他點點頭：「是啊！」

「你覺得這些病人走的時候痛苦嗎？」

他搖搖頭。

「你安心嗎？你走的時候也不會痛苦。」

「我知道。住在這裡真的會死嗎？」

「何叔，你的病你相當清楚，不是住哪個病房的問題，即使不住在所謂的安寧病房，這個疾病仍是無法治療，到最後還是會死去。」

何叔忽然有些許激動地說：「我想回家，在哪裡都會死，我寧可回家去。但我兒子不會帶我回去的。」

剎那間，我滿腦子跑出很多念頭，何叔需要回家緩和心情嗎？何叔需要回家，重溫家庭溫暖嗎？何叔想念家人嗎？

我不十分確認，我對何叔說：「住院住久是不太好，病房病菌多，易遭感染，且住院住久了，心情也跟著低沉。若你想回家，我可以和你兒子溝通，若兒子覺得有困難，至少請假回去一天，走走看看。」

「我兒子不會答應的。」

「何叔讓我試試看吧！我和你兒子討論討論。」

他點一點頭，沉默不語。

走出病房後，已是下班時間，我想隔天上午打個電話給小何先生，卻沒料到，隔天一大早，小何先生竟已在病房等我。

我們在病房大廳的沙發坐下，我問：「小何先生，你沒有去上班，發生什麼事？」

小何先生有些為難地說：「蘇小姐，我在等你，我……想請問，你昨天和我爸爸說了什麼？他從昨天晚上看到我就情緒激動，他一直吵說要回家，他還說有一位社會局還是衛生局的蘇小姐趕他出院，還嚇他說住在這裡住久了會死掉，還說若沒病幹嘛住在這裡。」

我聽完小何先生的話，一時間無法有所反應，整個人完全傻住，感到啼笑皆非。

小何先生看到我驚訝的表情，趕緊繼續說：「蘇小姐，我知道你沒有這個意思，我也相信你不是這麼跟我爸爸說的。所以我在這裡等你來，和你當面說清楚。我跟你說過他的情緒真的很難處理，特別是最近晚上他一直情緒激動。你對他這麼好，他卻這樣說你，你就知道他的為人就是這樣，總是傷害一些關心他、對他好的人。」

我的意識漸漸恢復，理智的說：「小何先生，原本我今天也要跟你談，我昨天和何叔談話的內容。我感到他壓力很大，且他一直提想回家這件事，我現在實在想不起來，我說了什麼讓他這麼生氣。」

小何先生十分緊張，積極想要安慰我：「蘇小姐，真的對你很不好意思。我知道這件事一定讓你很難過，但你千萬不要受到打擊，而離開這個重要的工作。你千萬別心灰意冷，有許多人還是需要你。」

我笑了笑：「小何先生，我不會因此而感到灰心而離開工作，做這個工作，本來就要有準備，某一個時候面對某一個病人，有可能就會成為他們情緒的出口。他們壓力大、情緒複雜，這些情緒反應，我能諒解。我只是有些難過及惋惜和何叔的關係一下子化為烏有，而且，他還把我說得像一個恐怖的巫婆。」

小何先生還是一直道歉，並希望我暫時別再去探望他的父親，他怕父親的情緒再爆發，他很難處理。

我接受他的意見，但我表示若何叔出房門遇到我，我還是會打招呼，有機會，我還是想澄清何叔對我的誤解。

就這樣，小何先生、主治醫師、護理人員都想保護我，建議我暫時別再出入那一房。為了怕再引發何叔與團隊的緊張，我同意暫時別急著澄清，可是我的心中有著淺淺的難過；為著曾經的關心都遭抹滅而難過。

接下來的幾天，我只能從小何先生的電話清楚何叔的情況。何叔的情緒自從那天後，明顯穩定下來，能心平氣和地和兒子談死亡、談心願。他告訴小何先生，他已別無所求，心裡最掛念的只剩想見見到國外出差的小兒子。自從他住到安寧病房，小兒子出差去到現在，已很久沒見面。

我問小何先生：「你弟弟何時回來呢？」

「今天星期一，快了，就這星期六了。」

「那很好，我想何叔見到小兒子一定很高興。」

與小何先生掛掉電話，我心裡不禁想：何叔在等小兒子，見到小兒子之後，何叔會如何呢？

星期四上午我照常去探望病人，經過何叔的房門，正巧碰見何叔走出來，我打了一聲招呼：「何叔，好嗎？」

他搖搖頭，指了指腫得很大的臉頰，腫瘤大到令他很難張口說話。他吃力的告訴我：「我小兒子要回來了。」

我點點頭：「我聽說了，是這星期六是吧？你一定很高興。」

他點點頭，慢慢往走道的尾端走去，他指一指走道末的陽台，表示他要去那裡。

我點頭：「去吹吹風，曬曬太陽吧！」

雖然沒有說太多話語，但我想之前的誤會已不需澄清了，何叔能藉此將積壓的不甘和憤怒宣洩出來，獲得內心的安靜，何嘗不是意外的收穫。況且，何叔如今已真實面對到疾病的變化，他一定有所領悟與體會。

過了一個週末假期，再回到醫院上班，我打算和小何先生聯絡，問問何叔與小兒子見面的情形。出乎我意料的，我先接到小何先生的來電。電話裡，他明顯的沉靜多了，有著一些感慨，又有一些安慰的說：「蘇小姐，我打電話來是要跟你說謝謝，謝謝你和主治醫師、護理人員的照顧，我爸爸已於昨日凌晨兩點左右過世了。我在病房陪他四十九個晚上，沒想到第五十個晚上，弟弟來醫院和爸爸見面，他們抱頭痛哭，本來弟弟想留下來陪爸爸，但我們怕弟弟太累而陪他回家，請姊夫代為照顧一晚。就這一晚，我不在他身邊，他就選這一天走了。」

我感到小何先生有說不出的難過，他雖然氣何叔，覺得何叔惹了很多麻煩與問題，但他終究是愛何叔的，他很想盡心陪伴何叔走到生命的終點，見到何叔在最後一刻能安心平靜地走。

我告訴小何先生：「何叔選擇你們家人都不在身邊時走，如此才放得下心吧！他一定很愛你們、很捨不得你們。之前他說過，他只等見見小兒子，他見到，心願已了，他一定很滿足。」

「蘇小姐，我們想以爸爸的名義捐些東西給病房，我想這是他樂意做的，因為他在你們病房體會很多，也改變很多。你聽說過吧？每天晚上八點，我爸爸房門會擠滿病人、家屬，因為三、四人房沒有電視機，我們那間的電視又沒人看，所以八點一到，爸爸就把電視機轉向房門口，讓大家看連續劇，每天晚上大家就自動聚集在門口，等著看電視。那種氣氛很溫馨，大家像是親朋好友。我想，父親已懂得去關心、在乎別人的需要。」

我聽了很感動，也願意一起協助小何先生想替父親奉獻的心意。小何先生並邀請我能在父親所捐贈的醫療器材上，寫上小語及父親的名字以做紀念。

我非常樂意這麼做，我參與在這對父子的互動中，從中已感受到無論何叔或小何先生都有些改變，緊張、衝突、不平都已消失，留存的是愛的感覺。於是，我在小語上寫著：

愛　永不止息

何先生在病房的五十天，

他關心別人的需要，

並樂於提供。

雖然，他已不在這裡，

但他的愛一直在這裡，

永不止息。

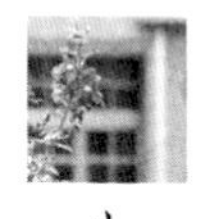

生命再回首

我們的文化常見負心的男性，和獨守家庭的女性；男性在外風流任意的過著自己的日子，女性苦守一家老小，獨力承擔著所有家庭的辛苦及負擔。兩性的婚姻，在男尊女卑的不對等中，女性常是承受著龐大的委屈及犧牲，更有無法消散的怨恨及不甘。

而家中的孩子，目睹母親的愁和怨，也感受到母親的辛苦與對婚姻的失望，往往不自覺的就靠向了母親，成為母親最忠實的陪伴。我稱為替代性伴侶。身為替代性伴侶的孩子，常以母親的悲苦為悲苦，以母親的感受為感受，害怕母親再受傷再痛苦，所以必須保護著母親，避免母親再承受更多的傷害及打擊。

然而，也因為這樣，在這孩子的生命中，他也失去了空間，成為一個孩子去貼近父親，去獲得屬於他的父愛。他的生命，使他不得不成為了大人，而在外的父親，則成為了一個不懂事，總是惹出了許多麻煩的孩子。

何叔和小何先生之間便是這樣的呈現。小何先生反倒成了何叔的依靠，教導著何叔應該如何為人處事，應該如何的面對生死大事。

我見到小何先生時，他的負責任，將何叔相關的一切壓力都獨自承擔下來，令我印象深刻。同時，我幾乎看不見這個男子表現出他內在屬於自己的感受及需要。他盡一切的保護母親，用了僅剩的力氣承接住父親的最後生命狀態。即使，他口中未說出半個「愛」字，我仍充分的感受到他愛著他的家，愛著他的家人，愛著他的爸爸和媽媽。

只是，過去的傷害太重，過去的折磨也絕對讓他吃盡苦頭，所以愛不再能輕易流動，也無法再輕易的說出口。

這是多少家庭的真實寫照？因為我們的心靈都受傷了，為了保護心不再受傷，我們拒絕再去承認愛，感受愛，經驗愛。我們或許只能說服自己只剩下責任，讓自己不得不去面對一些讓我們失望及失落的關係。但在內心深處的最底層，埋下的卻是我們曾經渴望的愛、經驗過的愛。

對我而言，何叔的故事仍是證明了愛的存在。因為唯有愛還存在，我們才能再次感受到愛時，辨識出愛。如果再也沒有愛的能力，也無法再相信愛，即使再次遇見愛，感受到愛，也無法知道那是，愛。

我相信，最後的那段日子，何叔、小何先生，都再次與愛靠近，再次的感受到愛的存在。

原來，離死亡的距離很近的日子，也是我們與愛，再次靠近的時候。

最後的微笑

「其實，你知道你的腳已無法走了，無法工作，只是你沒有說出來。你的心情無奈又鬱悶，你可知道你把這些難過、悲傷放在哪裡？」

英伯母突然有所領悟，拍拍胸口說：「這裡。」

不經意時，我會想起英伯母，心裡不由得一陣心酸，這種想念總讓自己默默的流下淚。這些淚對我極具意義，因為這是紀念我對英伯母付出過的愛與她給我的愛。

英伯母是因行走困難而送醫院檢查。沒想到檢查的結果竟是原發處不明已轉移至骨的癌症末期，情況幾乎無力挽回。醫師建議家屬送英伯母進安寧病房接受安寧療護，讓英伯母往後的痛苦可以減輕一些。

這個生命的威脅不只打擊了英伯母，同時也打擊了她的家人。家人完全不敢告訴住進安寧病房的英伯母，她的疾病已是無法治癒，還是隱瞞著說：「醫師在等待機會做治療。會有機會再下來走的。」

可是，住院的日子一天一天的過去，英伯母未感到自己的情況有絲毫變好，雖然較不感到疼痛，但離下床走路的目標還差得遠。她提出疑問，只見大家拚命安慰，急著轉移話題，疑問始終放在心裡。

英伯母的第一次住院，我並未和她有太多的接觸，護理人員轉介過來，希望我關懷的是她的家人。英伯母的家人很多，先生之外，共有四名女兒、一名兒子。除了小女兒阿彤尚未結婚外，其他的人都已各自建立小家庭。

我前往探望時，遇見的是阿彤。我和阿彤坐在房門外的椅子上，談起他們的壓力與心情。她告訴我，大家根本無法接受母親生病的事，而且還是一發現，就被宣告無法治癒，只剩半年。若可以，他們很想為母親承擔，看著母親辛苦的把大家拉拔長大，應該享福了，卻發生這種事！他們自己無法接受，又怎麼告訴母親真相呢？

我看著阿彤難過的樣子，心裡感動於她的孝心，她愛英伯母的心表露無遺。我注視著她

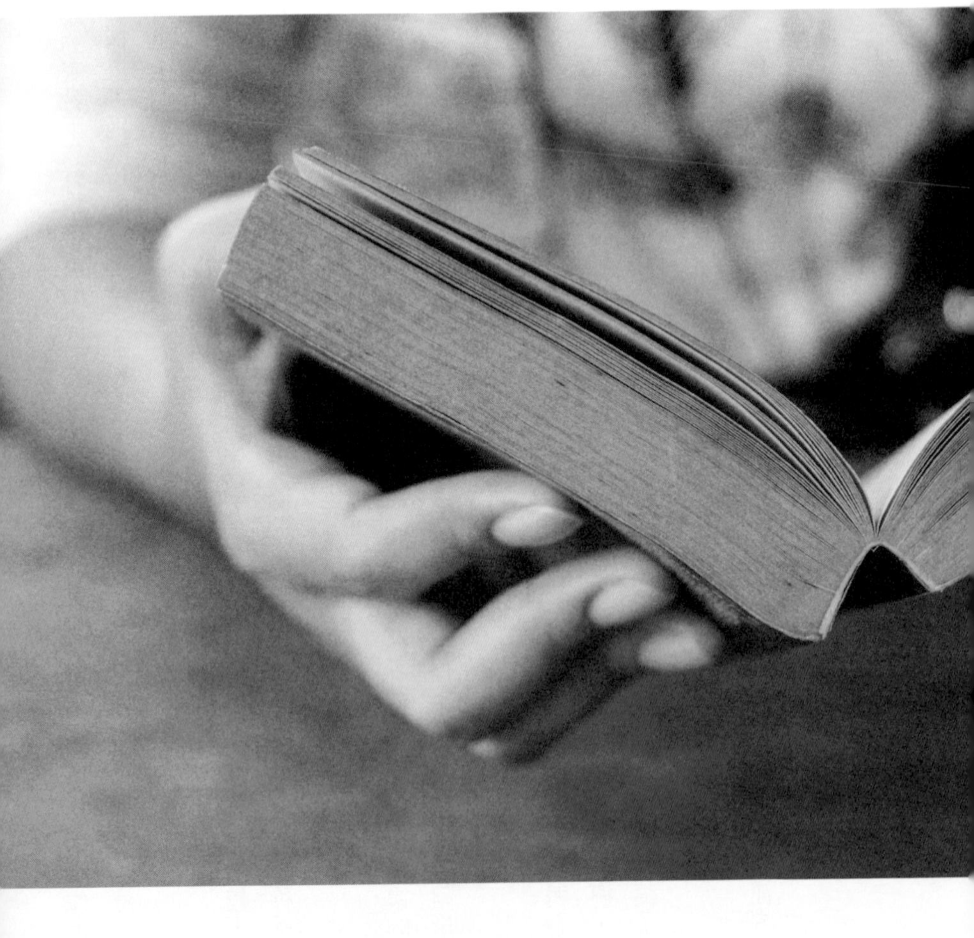

說：「我們真的很難為母親承擔什麼，你可以將這樣的心情告訴她，跟她說你們心疼她的痛苦與折磨，你們很想分擔卻無能為力，你們真的感到難受與抱歉。」

阿彤的眼淚一顆顆的落下，我靜靜地陪著她哭一會兒。

那天談話之後，沒過幾天，英伯母決定回到兒子土城的家中，並接受安寧居家療護。出院前，我和英伯母碰到面，聊了一會，也為以後的關係奠下基礎。

英伯母出院幾個星期後，一天，居家護理師與我談起英伯母，她告訴我英伯母的情緒很糟，並且受疾病沒有好轉的影響，對於家人有許多的不諒解。家人全都輪流照顧英伯母，大家累壞了，所以居家護理師想幫英伯母安排住院，讓家人可以喘口氣，但她堅持不再入院，讓人不知怎麼辦才好！

於是我決定和護理師一同去探望英伯母。

抵達英伯母居住的家中後，我見到英伯母的丈夫——吉伯，還有英伯母的大女兒及乾女兒一同在家中照顧英伯母，噓寒問暖的，十分注意英伯母的任何反應及變化。我問居家護理師：「他們都保持這樣的人力嗎？他們怎麼辦到的？」

護理師回答我：「是啊！每次來，總是這樣兩三個人。」

「真是太難得了，一般家庭能維持一個人在病人旁邊就很不容易了，他們竟然能保持兩三個人。」我實在佩服這家人，同時，也感受到他們愛英伯母的心。

居家護理師和家屬一同幫英伯母的褥瘡換藥，之後，到房外向家屬解說藥物的使用。這一段時間，我則在房內陪著英伯母，關心她的心情、感受。

很快地，我就和英伯母談得起勁。她用著十分傳統且純正的台語和我說話，她告訴我終日一直躺著的心情除了無奈還是無奈。她說她想要工作，想回老梅山上種種東西。

很快地，我們便開始談起以前的生活，以前如何辛苦工作、如何養育小孩、如何照顧家庭。

聽著英伯母說著過去，我體會到她竭盡一生的工作，工作代表著生命的意義。她的生活是用工作與照顧家庭擴充著。

偶爾英伯母會用些艱深難懂的純正台語說些感受，我必須請教她這些話的意思，在她教我的過程中，我真的看到英伯母特別的地方，她易與人親近，有著善良、可愛的心靈。從那刻起，我知道我內心對於英伯母的喜愛與尊敬，也能理解英伯母的親人個個視英伯母為第一重要的心情。

我順著話題，問英伯母是不是不想住院。

她神祕的說：「我在吃一種漢藥，試試看元氣會不會好些，所以不敢住院，我怕醫師不讓我吃。」

我笑一笑，握著英伯母的手：「我跟你說喔！我們不會禁止你，對你真的有幫助的，我們怎能禁止。若你住院，我們還能安排另一位腫瘤科醫師，他有中醫執照，讓他給你建議。」

英伯母張大眼睛，很驚奇的說：「有影無？」

我靠著她的頭說：「有影。」

我們在房內熱熱鬧鬧、嘻嘻哈哈，引起房外家人的好奇，他們忍不住進來探頭問：「你們在聊些什麼？怎麼笑得這麼高興。」

或許是那次居家訪視減少了些沉悶的氣氛，之後再和這家人的接觸，不只英伯母對我禮遇有加，就連吉伯和英伯母的孩子都熱情接待我。

英伯母之後又進出病房兩次。每進一次，英伯母的病情就更惡化，她不只無法再行動，連躺著都不快活，她的右手也因腫瘤的壓迫無法移動，甚至會痛，痛起來常令英伯母痛苦難耐，頻頻流淚。

對於英伯母的疼痛，團隊遇到相當大的困難，除了用止痛劑減少英伯母的痛感，並增加英伯母嗜睡的時間，使英伯母能因睡眠減輕痛的知覺。若疼痛的情況轉好，便幫忙英伯母保持正常的作息時間。

英伯母就在一陣嗜睡、一陣清醒中度過一日又一日。無論英伯母的狀況是好是壞，每次當我到她的身邊，她總是對我微笑。有時，兩三天沒過去，一到她的病房，在身旁的家人便會說：「蘇小姐來了，媽，你最喜歡的蘇小姐來了，你趕快醒來看看。」英伯母醒來後，仍是對我笑笑，然後說：「都是你沒來，所以我精神好不起來。」

我聽後心裡總是一陣溫暖，我會對英伯母說：「對不起，忙一點沒能過來，但我可是十分注意、關心你們喔！」

就因如此親近，每次我到英伯母的病房一待，總是一個多小時。有時，我會拿著有芳香精油成分的乳液，幫英伯母在乾燥的皮膚上輕輕按摩著，靜靜陪著她，讓芳香在我們之間滋潤著。她總是不忘感謝我說：「好舒服，好香，你對我真好。」

有時，她會關心起我的生活。當她得知我在準備社工師證照考試後，表示要給我祝福，希望我順利考取。這件事成為我和她之間重要的小祕密，在得知通過證照考試後，我很快地到她床邊告訴她，並謝謝她的祝福。

雖然大部分的時間，英伯母都是親切、愉快的面對我，但隨著病情的高低起伏，我感受到英伯母的脆弱與害怕越來越多。

阿斌——英伯母的兒子，曾經與英伯母懇切深談。他與英伯母談到疾病、談到人生、談到心願、談到後事。當阿斌與我分享與英伯母談話的過程，我看到這位兒子多麼勇敢且不加迴避地面對母親的痛楚。也是那時，我才得知，英伯母三個月大時便被抱到吉伯的家中當童養媳，從小就被賦予照顧婆家、丈夫的責任。有了這層了解，我更能體會英伯母對於疾病的不甘，她本以為孩子長大，她可以享福、過些好日子，卻想不到遭到疾病無情的攻擊，短短幾個月，就面臨了死亡。

我看到阿斌的難過。悲傷像一種味道，早已散布在病房中。

一天午後，我與主治醫師一同去探視英伯母，英伯母的免疫系統受損，易感染發燒。這一天的她，露出害怕擔心的表情。她告訴醫師，她不想死，並激動地哭了起來。我抱著她，安撫著她。醫師對這次的變化並沒那麼悲觀，他認為這是疾病發展的一種現象，雖是反覆發燒，但也不足以致命。

我輕聲地告訴英伯母：「醫師不認為情況那麼糟，你還有時間，你還沒要走。我們會讓你好一點。」

英伯母放心下來，緊握我的手說：「我還沒要走，我還沒要走。」

我點點頭。

英伯母的家人告訴我，英伯母是因幾天前隔壁病床的病人過世，情緒大受影響。

大家決定幫英伯母換病房，英伯母害怕、擔心的情緒慢慢地減緩，又繼續像以往談談過去、談談孩子、談談心情。

這之間，我希望能找機會為英伯母拍照，她總是拒絕。她說她變得很難看，還是不要拍。我說：「我很喜歡你，我想為你拍照，時刻想念你。」

她還是拒絕了我，說要好看一些再拍。

最後一次出院，大家決定帶英伯母回老梅山上。他們知道英伯母想念那裡、愛著那裡。而我再度與居家護理師出訪。這次，我背著相機，想要留下英伯母老家的風貌。

英伯母在老梅家中，吉伯、兒女全都在身旁。我們狠心吵了她很久，她才慢慢清醒。看見我，又是親切的一笑。

阿彤告訴我們，她總是唉叫著，有時一整天都停不了，問她哪裡痛。她拍拍胸口，然後說控制不了，不曉得為什麼一直唉叫著。

我正在思考著英伯母是否因為病情的發展感到難以調適，英伯母忽然問：「我能不能再走路？」

一時間，我難以回答，想要問問她是否因此困擾很久。

在旁的護理師很快地點頭，回答她：「沒辦法。」

英伯母聽後，開始唉聲嘆氣，眉頭也跟著皺起來。我摸著英伯母皺眉的地方說：「聽完，整個心又鬱悶囉！」

英伯母眼睛閃著淚光，點點頭。

「其實，你知道你的腳已無法走了，無法工作，只是你沒有說出來。你的心情無奈又鬱悶，你可知道你把這些難過、悲傷放在哪裡？」

英伯母突然有所領悟，拍拍胸口說：「這裡。」

我也拍拍她的胸前：「是啊！這個地方放了你不少的傷心。」

「所以，我才會這樣唉叫起來。」她眼睛睜得大大的，認真的說著。

「是啊！這樣叫，心裡會好過一點。」

於是英伯母開始唉聲嘆氣起來，我聽了不覺得難受，反而感覺有一股旋律。

阿彤聞聲後走進來，問英伯母：「媽，你怎麼了？」

英伯母非常正經地對阿彤說：「蘇小姐說，我這樣叫，心情會好一些喔！」

我噗嗤笑了出來，驚訝於英伯母的領悟力，也體會到英伯母的可愛。

我拿出照相機，在英伯母面前晃了晃：「要不要讓我拍張照呀？你說好看點就讓我拍，我覺得你今天很好看。」

英伯母爽快地說：「來呀！來拍呀！」

我就因此留下了英伯母的影像。

英伯母在過了一個星期後的星期天下午，家人陪伴在身旁時，安詳平靜地走完人生最後一刻。護理師轉告我時，我很難過，卻不意外，我知道這一天終究是會來的，得知英伯母在家庭溫暖和樂的氣氛中離世，我覺得很安慰。

我拿出那天為英伯母留念的相片，看著相片中的英伯母依然微笑，看著她留給我最後的微笑，我的眼淚默默地滴著。我無法再和英伯母談談笑笑，但是她的微笑是我永遠也不會忘記的。

我拿出加洗好的相片與慰問卡，想要寄給英伯母的兒女，再一個星期就是母親節，在這樣的日子失去母親，這是多麼大的悲傷。

我在慰問卡上這樣寫著：

「這是第一個沒有母親在的母親節，想必你們的心情一定更加難過與悲傷。英伯母是令人懷念且敬愛的長輩，我也感到萬分的不捨。將英伯母的相片寄給你們，這是英伯母留給我的微笑，我相信她在天上也是這樣笑著。雖然，她不在你們身邊，但她不會消失。她永遠是你們的母親、她永遠愛著你們。」

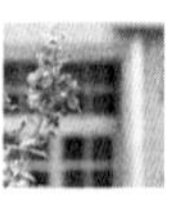

生命再回首

這十年多來，我每隔一段日子，就會想念英伯母最後的影像；她的笑容、她的笑聲、她的親切、她的溫暖，我都會回想一遍，以此來紀念她對我的關愛，也感謝她及她的家人信任我，讓我走進他們的生命中，陪伴經歷那段預告分離的日子。

如果，我們真心愛病人，也真誠的想要陪伴家屬度過失落及哀傷的時刻，我們又怎麼可能不付出情感？又怎能沒有自己所要經歷及承受的別離感受呢？

如果，我們真心愛病人，也真誠的想要陪伴家屬度過失落及哀傷的時刻，又怎麼可能全身而退，像刪除一個檔案一般，一筆勾消，彷彿從未對自己有影響？

我非常愛英伯母，因為她讓我知道，我有愛人的能力。她也讓我懂了，愛一個病人是一種什麼樣的體會及感受。那並非是如家人般的情感，也非是親人，但我知道我關心她、在乎她，想要貼近她、聆聽她。在我眼中的她，有著生命的韌力，吃過不少苦頭，卻不失質樸的特質，願意相信人，願意和人連結及交心。她，讓我感受到人與人之間真心關懷的美好。

而愛是流動的，英伯母感受到我對她的愛，也回應了我更多的信任及親近。

雖然，每當我沉靜下來，懷念英伯母時，我想念起我們互動的美好，不免還是會流下熱淚，但我知道，這也是來自愛的代價。曾經真實付出過的情感，當失落及分離後，再一次連結那一份情感時，心仍有觸動，仍有感謝，也仍再次感受到那愛的存在，如此珍貴。

啟程前的微笑

華姨的情況看起來真的不樂觀，沉重的畫面讓大家的心蒙上一層憂鬱，這層憂鬱讓房間裡的步調很慢、很慢、很慢。

忽然，閉著眼的華姨大叫一聲：「好了，我要走了。我的爸媽來接我了。」

這是關於華姨告別人世前，我與她對話的紀錄。這段故事，再一次的讓我確定，臨終病人對於自己死亡的時刻能清楚的自知。

許多病人都曾對我透露過，他們感覺到自己的生命已走到盡頭，時間已到。有人告訴我再幾天一切就好了；也有人不停重複說著自己即將要死了；有人則是一直流淚、呻吟，說不出任何話來。

華姨清楚的告別與沒有眷戀的離世，震撼我許久、許久。這個經驗令我有說不出的奧祕、奇妙之感。我的生命似乎被猛烈的敲擊，原來死亡可以不是祕密，打破沉默將使一切明朗，生者與死者都可以兩相安。

那一日接近正午時分，我關心一位病人告一段落，走向護理站。我看一下鐘，是十一點四十分。

護理人員詩詩拉住我，告訴我前一日醫師已告知華姨的女兒，華姨因堅持拒絕洗腎，腎的毒素值已快速的上升中，若持穩變壞，大約生命期約在兩星期。但是若快速變壞，情況失去控制，便會在幾天內死亡。醫師希望家屬有心理準備，關於後事處理，家人需要有些討論。

華姨的女兒，一直清楚華姨不想延長痛苦的想法，她一直協助傳達母親的心意。

華姨的乳癌已轉移到肺，身體早已是不堪一擊，對於腎衰竭，華姨認為洗腎並不能延長她的生命，反而加添她的痛苦，使她在人生末路沒有安寧、沒有品質。

華姨的自主權挑戰著醫療人員的醫療處置。即使安寧療護面對許多末期的病人，也知道死亡難以避免，但不代表我們兩手歇息，任憑著死亡隨意帶走病人。醫療處置的做與不做，都是團隊要面對的倫理困難，究竟洗腎是幫助華姨，還是傷害華姨，的確讓團隊爭論不已。

華姨確實知道拒絕洗腎將使生命立即面對死亡危機，但她終究還是堅持自己的決定。

如今已過了洗腎的時機，緊接而來的便是難以預料的疾病變化。

而華姨的女兒因為體認到失去母親的威脅將成為事實，內心開始混亂與不安。她難掩悲痛之情，頻頻落淚。她對詩詩說出她的害怕與悲傷；害怕再次面對失去所愛的人的痛苦，她甚至還未忘記失去外公、外婆的難過。

詩詩對我轉述著這一切，她感受到這個女兒需要有人協助、有人關心、有人支持。

十一點五十分，華姨的房間響起呼叫鈴，因為華姨感覺到自己喘得很不舒服。

我隨著詩詩進入華姨的病房，看見華姨躺坐在病床旁的沙發椅上，戴著氧氣管，臉色蒼白、直喘不停。

詩詩蹲在華姨面前，問著華姨不舒服的症狀與感受。華姨的回答並不清楚，甚至說著自己沒有病了，都好了，不需要再打什麼針了。

詩詩慢慢地確認華姨的意識是否改變了？時間、空間、地點，華姨是否已很難掌握了？

華姨一會清楚，一會又模糊，很難確認她的意識情況。於是我們決定先幫忙華姨做清潔工作。華姨很愛乾淨，尿褲上的異物感令她很難受，為了讓華姨增加舒適感，我們幾個人決定合力幫華姨清理下部。

華姨已無力站立，加上水腫，我們必須有三個人負責抬起華姨，一個人搶機會更換尿褲，再由詩詩為華姨在下部潰爛處上些藥膏。

這工作的確令我們費了一些力，我又一次感受到護理工作的辛苦。

十二點三十分，醫師再度來訪，請女兒到房外談話。我擔心華姨的女兒獨自一人承受醫師的告知，壓力沉重，決定一同在場。

醫師將詩詩先前告訴我的情況再說一次，並且表示已和華姨的丈夫談過，大家已有不增加華姨痛苦的共識，所以不會再進行急救措施，會讓華姨自然、安然的在醫院過世。

華姨的女兒原本已泛紅的眼眶，不斷地湧出淚來，她掩面哭泣說著：「我好害怕。外公、外婆過世的悲傷要再發生一次，我好怕再面對這一切。」

我和醫師看著這傷心不已的年輕女孩，心中也萬分心疼。醫師問：「這一切很難接受。有沒有什麼事是你希望幫母親做的，我們可以幫的？」

女兒哭著說：「媽媽很愛乾淨，請幫她維持清潔，不要讓她不舒服。」

我和醫師都點頭，並且承諾我們會做到。

十二點四十分，我們返回病房。

大家看著華姨坐在沙發上，生怕她不舒服，決定搬墊腳椅，盡可能的讓華姨感覺猶如躺在床上。

正當我們在狹小的空間裡企圖創造第二張床時，華姨突然張開眼說：「我要回床上，讓我回床上。」

我們聽見後，好像獲得至寶，安心下來，這會讓華姨感到比較舒服及輕鬆。

我們協力將華姨移到病床上。

我們問華姨：「有沒有感覺比較舒服？」華姨點了點頭。

詩詩和助理員小芬問華姨，擦身好不好？

華姨搖一搖頭。

詩詩告訴華姨：「休息一下，你看起來真的好累。」

華姨點點頭同意。

我、詩詩、華姨的女兒圍在她的床邊，看著她。華姨的情況看起來真的不樂觀，沉重的畫面讓大家的心蒙上一層憂鬱，這層憂鬱讓房間裡的步調很慢、很慢。

忽然，閉著眼的華姨大叫一聲：「好了，我要走了。我的爸媽來接我了。」

原本緩慢的氣流，頓時急速流動起來，大家的焦點全放在華姨身上。詩詩再一次確認華姨所說的話，她問華姨：「你覺得自己要走了嗎？」

華姨點一點頭：「時間到了，他們來接我了。」

握著華姨的手的我，敏感到華姨已經歷到凡人無法明白的世界及經驗，於是我問華姨：

「你看見誰了?誰來了？」

華姨緩緩的說：「我的爸爸。」

「還有嗎？」

「還有我的媽媽。」

華姨說得非常清楚，並且她清楚的知道我所問的問題。

我繼續問：「他們跟你說些什麼？」

「他們說來帶我走了，時間差不多了。」華姨仍然閉著眼說。

「你要跟他們走嗎？」

華姨點了點頭。

「那個地方如何?美嗎?」

「美，非常好。」華姨說完這句話後，嘴角揚起很滿足、很甜美的微笑。

她的笑深深吸引我。我的心被她的笑容所感動，我想她真的覺得滿足，很安心，她與所愛的親人重逢，這愛的牽引是華姨很大的福氣吧!於是我問:「你安心離開這裡嗎?沒有什麼覺得放不下的嗎?」

華姨再次微笑:「沒有，我沒有放不下的。」

或許是希望能讓在一旁的女兒感受到母親最後遺留下來的愛，詩詩問華姨:「女兒在你旁邊，你有沒有話對她說?」

華姨搖搖頭:「不要跟她說了，她又會哭了，她好愛哭的。」

我繼續問華姨:「你很愛她的，對不對?即使要離開她了，你還是愛著她，對她很放心。」

華姨點了點頭，呼氣與吸氣的間隔越來越久，她提起力量，對我們說了最後一句話:「不要再與我說話了，爸爸說這樣我會不好走。他們都在等我。」

我握著華姨的手，安撫著她：「好，華姨，我們不再吵你，但我們會在你身邊，陪著你走最後一程，即使我們不捨得，也不再干擾你。我們就在旁邊陪著你。」

華姨點點頭，便不再說話，房間裡的聲音只剩下華姨間隔很久的吸氣與呼氣。我的手從華姨的手心移動到她的脈搏處，她的脈搏已很難找到，偶爾會突然感受到不規則的跳動，卻又會消失，我想華姨已漸漸失去生命跡象，她的告別已預告這一切的發生。

我雖然面臨過許多病人的死亡，但從醫護人員告知病人有瀕死現象到確實死亡，往往有一兩天甚至更長的時間，華姨如此清楚告知死亡臨到，並且生命跡象迅速消失中的病人，是我臨床經驗裡鮮少發生的。我的心跳加速，眼睛看著華姨好幾次一口氣突然斷掉，好似喘不過來，我的呼吸也跟著失去它的頻率。

午後一點十分，詩詩建議華姨的女兒開始打電話通知父親及其他親人。現在的情況特殊，只有她一個人在華姨身邊，壓力太重。

而我因為其他床的病人家屬需要詢問養護機構資訊而暫時離開病房。心裡也憶起下午要負責接待台大醫院社工室實習生來訪。

午後一點三十分，我提供養護機構諮詢後，立刻走回華姨的病房，推開房門，華姨仍然一大口一大口的吸氣，一大口一大口的吐氣，間隔則是更久。

華姨的房內多了幾個人，一直努力又大聲想與華姨說話，但華姨已沒有回應。我退出房門，這個時候家人已經來了，就留給家人一些共處的時間。

回到辦公室，我的心情紛亂，我坐在椅上，試圖讓自己心靜下來。我告訴同事，有個病人隨時有斷氣可能，我必須隨時準備，以因應可能有家屬無法接受病人快速變化而死亡所產生的悲慟反應，所以將原定的接待工作轉交給他。

為了讓自己的能量恢復一些，我決定花個十分鐘到轉角的便利商店買個三明治回來。

午後一點五十分，我一踏進辦公室，同事便轉告我：「護理站來電，剛剛那位病人已於一點四十五分死亡，家屬已趕到。」

我聽後，立刻穿起工作外套直奔病房。行走中，我的思緒紛飛：華姨走了，這麼快就走了，而我竟然能在她離別之前聽到她的告別，看到她啟程前滿足甜美的笑容，這是何等榮幸。

華姨，我相信你一定能接收到我的祝福，願你的雙翼自由地飛翔到永居之地，那裡有你摯愛的親人，也有你安息的永生。

我相信，那兒一定如你所說，果然美好。

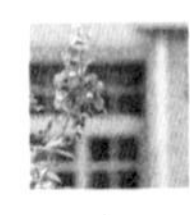

生命再回首

關於這樣特殊的經歷，從精神醫學方面看來，或許很容易被解釋為：譫妄。這是一種精神混亂，特徵主要為意識清醒程度降低、注意力變差、失去定向感、情緒激動或呆滯、睡眠—清醒週期混亂，有時清醒，有時又變得昏睡，常常伴隨著妄想、幻覺（例如看到不存在的東西、過世的親友）等；病況起伏不定，時好時壞。

或許精神醫學的解釋能告訴我們導致這種現象的生理因素，但是，我身歷其中，知道華姨在過程中對於環境的人事物，意識是清楚的，並未出現混亂及無法對焦談話的情況。同時，她所表達的話語，和她瀕死的歷程有一致性，當她說父母告訴她不要說話了，這樣會不好走，一說完此話之後，即進入彌留階段，意識模糊，呼吸也呈現最後生命階段的型態。這些現象都讓我為之震撼。

而我自己在隔一天，突然的發高燒，不是感冒，也未有不適，僅僅是發完高燒一天後，又恢復到往常，沒有其他病症。

我無法科學解釋我陪伴華姨最後一程所感受到的「真實」，也無法解釋自己為何突然發高燒，又退燒沒事。但我還是選擇相信華姨清楚的告別人間是我有幸參與的歷程。她不疾不徐，緩緩慢慢，有條不紊的告知在旁的我們要如何的陪伴她完成靈魂離去的重要時刻。

而她告訴我，見到父母來接她離世時，我紅了眼眶，那也是我期盼的事，能在生命的最後一刻，當靈魂完成捨身的功課後，我也能見到我最親愛的爸爸，和我的愛貓們。

若真能如此，這對要離開人世的我們來說，不是極大的安慰嗎？

靈魂不滅，真愛不死，即使轉換了不同的存在形式，我們仍在至親摯愛的護全下，啟程到另一個世界。而或許那個世界才是我們恆久長存的世界，而這個物質的世界，僅僅是我們短暫停留，讓靈魂有所歷練及蛻變轉化的空間。

生死極為奧祕，很難透徹，我們可以選擇焦慮恐懼的迴避，也可以選擇莊嚴尊敬的親近。

關於死亡的發生、死亡的歷程，它確實帶來生命的撞擊及毀壞，但同時，也因為這強力的震盪撼動，生命得以覺醒，得以更加清明的面對生命，面對自我，面對自己所走過的人生。

而我們越清明、安穩、平安的面對自己生命的結束，靈魂的啟程，我們帶給身邊所愛的人的感受也會是平安的，即使仍有不捨及悲傷，但我們會知道過往的交會，陪伴了我們彼此生命一段路，而今，共同走在一起的日子已到尾聲，各自前方都有不同旅程需要再去經歷，於是，我們需要放手，需要鬆開，讓生命有了新而不同的空間，再去經驗著各自需要去學習的歷程。

這樣的放手及鬆開，也是愛的緣故。不讓生命膠著停滯，也不讓生命失去自由及空間，再蛻變轉化。

即使真的難以理解這樣的歷程，因為愛的緣故，也請成全生命最後以尊嚴及寧靜告別人間。

孩子的淚珠

有一個七歲的小男生，看到媽媽因為爸爸過世而傷心到酗酒度日，而決定不再流淚或說出自己的難過。

他告訴我：「我不能難過，也不能哭，我不能像媽媽一樣，我的悲傷要埋起來。」

當大人自己因親人死亡而無力面對自我的悲傷與痛苦時，孩子的悲傷就只能藏在他們內心一個很深很深的地方，獨自一人流淚與傷心。

當我還是孩童時，我的祖母和父親相繼去世，我便已深刻的感覺到我的哀傷注定要孤獨，無法見著天日。

祖母死前兩天，她還招待教會的會友來家裡舉行家庭禮拜，我也因為離聖誕夜還有三天而興奮的期待報佳音的活動，卻無法預料聖誕夜的前一天凌晨，祖母突然的死亡。原來期待歡樂聖誕佳節的家，頓時全被悲傷與愕然取代。我的眼睛看著大人們惆悵與遺憾的眼神，看著處理喪事的混亂，我無法清楚知道自己的心在哪裡，我又該做些什麼。

父親在兩年後的除夕夜前也突然的過世，這次我深刻的感覺到內心被敲擊，那種被撕碎及剝離的感覺，沒有人可以分擔。我不敢和大人提，我想我必須表現出我是勇敢堅強的。我忍耐這一切的感受，一直到返回學校，我對著同學說：「我的爸爸死了……」我看著同學不知怎麼面對我，而和別人講其他話題，我再次感受到強烈的孤單，我的悲傷被自己更往內心深處推。

在成長的過程，我知道悲傷不曾遠離，我既沒翻動它，也沒安慰它，它怎麼可能會不在呢？雖然我不太敢碰它，但我知道一件事，就是每到聖誕假期及農曆過年，我的心就會蒙上一層淡淡的哀愁，是別人不會知道，也不能了解的。

有時，生活中的挫折與阻礙，竟會喚醒內心深處的悲傷，組成聯盟的巨大情緒，讓我暗自痛哭失聲，卻不知自己的悲傷何以如此龐大？

我一直到長大了，才漸漸有能力去碰觸屬於我的悲傷，我才知道內在那位受傷的小孩是多麼需要被安慰、被允許存在、被安穩可靠的擁抱。

當我因為投入臨終關懷工作，而看到一個個與我當初一樣的孩子，我更能敏感他們的疑惑、驚嚇、悲傷與不知所措。這些孩子的淚珠都讓人心疼，可是他們的親人已無力處理自己的悲傷，哪來的力量去幫助孩子面對悲傷、處理悲傷？

雙親的其中一人住院，即使孩子知道爸爸或媽媽生病了，他們仍被隔離在病人之外。大人們會想保護孩子，不讓孩子知道太多，還是保持孩子的生活，像以往一樣上學上課，或避免談有關病人的病及身體狀況。

大人否認病人會死亡，間接也影響孩子不認為病人會有死亡的時候。病房常發生當病人一死亡時，大人（特別是配偶）也因突然面對而亂了方寸，自己悲慟到不能克制，還要求孩子不能哭、給死者跪下、念經。沒有人擁抱孩子、幫忙孩子對父母告別，也沒有人告訴孩子發生什麼事！

我也曾遇到陷在自己誇大情緒的大人，口口聲聲說無法再養育孩子，要將孩子送走，讓孩子經歷不安全感及害怕。有一個七歲的小男生，看到媽媽因為爸爸過世而傷心到酗酒度日，而決定不再流淚或說出自己的難過，他告訴我：「我不能難過，也不能哭，我不能像媽媽一樣，我的悲傷要埋起來。」

大人對悲傷的處理方式是孩子學習面對失落與分離的最佳示範，以正向情感、穩定的態度去陪伴孩子，幫助他們發展能力，去面對人生裡許多無法掌握的失落。

大人若因需要處理許多繁雜的事，無法有充足的時間陪伴孩子，可以找一個可靠，也能面對孩子各種問題及情緒的人照顧孩子。

孩子的眼淚是一顆顆的珍珠，他們的眼淚需要溫柔的人去承接，這些淚珠正是他們參與人間的記號。

臨床的工作經驗讓我整理出照顧喪親孩子的方法：

◎不否認情緒的存在，向孩子表明自己也一樣難過、一樣捨不得，如此可讓孩子知道情緒是自然的反應。

◎讓孩子了解死亡是萬物都會經歷的過程，猶如四季的轉換，也像葉子從新生到凋零的過程。

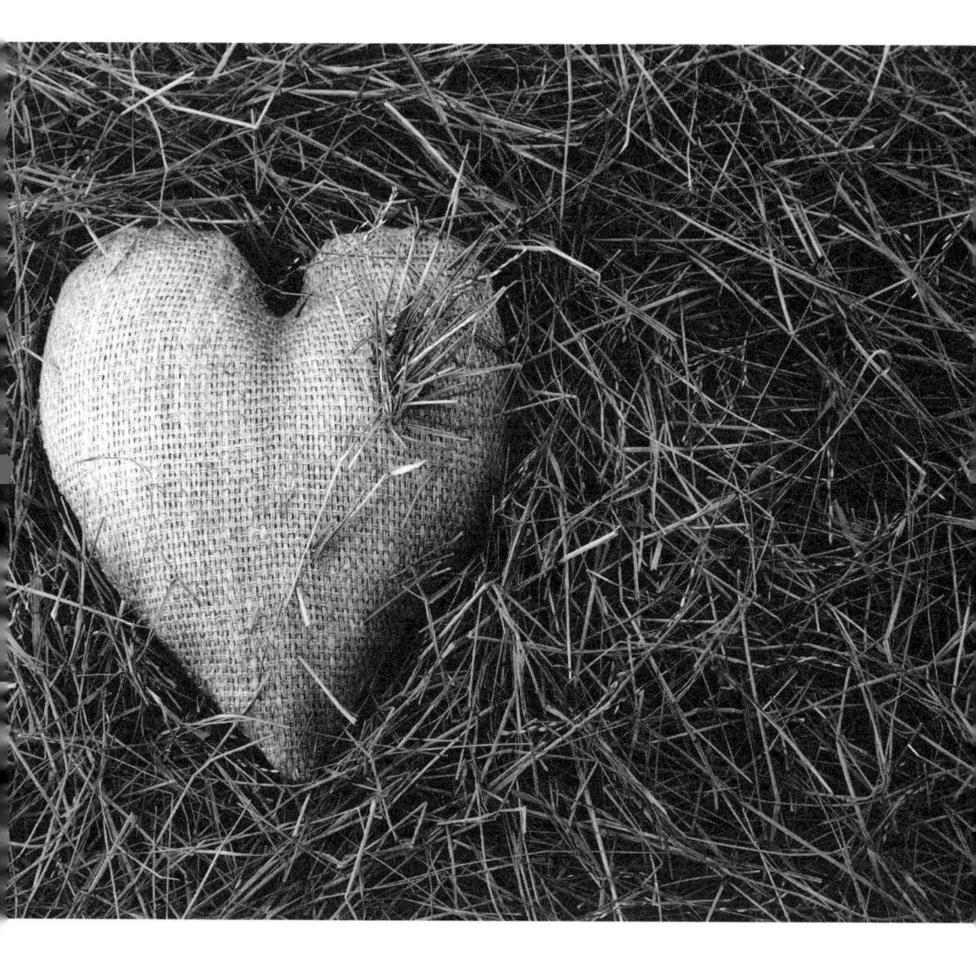

◎用孩子理解的語言，告訴孩子死亡是如何發生的；是意外？還是疾病？何以會發生？

◎對於一些無法解釋的事情，承認自己的限制，例如人死後到哪裡去，太強調天堂的美好，會讓孩子困惑為何自己要留下來！

◎允許孩子提出任何關於死亡的問題，好澄清他們自己的想像。例如許多孩子會誤以為：「是因為我不乖，惹媽媽生氣，媽媽才會死掉。」這需要大人的澄清及說明。

◎尊重孩子自己接收的步調，提供訊息，勿一股腦的將訊息拋出，讓孩子負荷過重。

◎告訴孩子，當他們難過時，怎麼做可以好過一些，例如哭出來、寫出來、畫出來。

◎對孩子保證他們依然會受到關愛與照顧，並非愛他們的人走了，他們就沒有機會再擁有愛與關懷。

◎不用簡化語象徵死亡，例如：耶穌接他走了、他睡著了。孩子還不能理解這些話的涵義，他們會以為親人會再醒過來或以為睡覺便會死掉。

◎幫助孩子哀悼，告訴他葬禮的過程、時間及會做的事和意義。如果有些事需要他做，必須事先和他溝通，並尊重他的意願。

◎幫助孩子告別，讓他可以向親人說再見，用莊重祝福的心送親人離世。

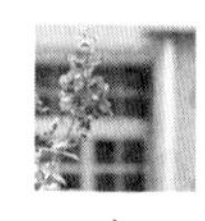

生命再回首

其實，孩子是大人的一面鏡子。大人如何對待孩子，就是他曾經如何被對待，以及如何對待自己的翻版。

我離開安寧病房的社工師工作後，透過心理諮商研究所的專業學習，更多的接觸到不同死亡形式及過程對一個家庭的影響，以及對一個孩子（兒童及少年）的影響。因為心理諮商的工作，也開始和一些孩子單獨工作。

在我接觸喪親孩子的過程，最為感慨的，還是環境及大人的態度對孩子的影響。

雖然台灣相較於十多年前，有較多的大人（家長、老師、親戚）能夠開始關注孩子的失落及悲傷反應。但其實，許多人深植內心的觀念及想法，仍是以「預防問題」及「解決問題」的概念想要確保在幾次的心理諮商工作後，孩子就能「恢復往常」，就能繼續的專注在課業，並且好好的聽大人的話，乖巧懂事不麻煩。

更焦慮者，則是以「預防」的態度，希望孩子不要異常，不要因為過小失去重要至親而導致人格扭曲或情緒偏激。這樣的大人最常問的話是：「是不是來談一談就都好了？以後都不會有問題了？」

其實，大人們都未曾深切的走到孩子的生命情境及位置，好好的理解及體會孩子在他的生命階段失去了重要的至親（通常也是重要依戀關係對象）所要承受的是什麼？會感受到的壓力是什麼？害怕及恐懼的是什麼？

因為大人們始終只站在「預防問題」及「解決問題」的角度對待孩子，孩子的心靈世界仍是必須獨自承受，無法傾訴，也無法真實的說出自己的情緒感受。社會化的要求及期許，總是一步不離的跟隨著孩子。孩子怕讓父母親失望，孩子怕在學校被取笑沒用、無能、會哭，孩子怕自己和其他同學不一樣，顯得自己不好，這些社會情境的壓力及威脅、恥笑及貶抑，其實在現在的社會，仍是處處可見。

而當大人是以「預防問題」及「解決問題」的角度在對待孩子時，孩子會變成是「問題」，總是被勸誡或被快速指引，而不是經驗到被撫觸內在情緒歷程，也不是被協助撫順痛苦情緒的歷程。而更重要的是，讓孩子在這個痛苦沉重的歷程中，仍能修復不安全感，有機會再建立安穩的依戀關係，並且他仍是值得被看見、被肯定、被擁抱，和被滋養長大的一個孩子。

其實，孩子是大人的一面鏡子。大人如何對待孩子，就是他曾經如何被對待，以及如何對待自己的翻版。無法接納孩子流淚的大人，自己也恐懼於流淚；無法給孩子安穩擁抱的大人，也無法為自己得到一份安穩的擁抱。

如果我們能夠好好的貼近孩子的心裡世界，與他的生命親近，並且容許他可以表達自己真實的失落感受，悲傷情緒，不因他表達出脆弱而急切的要他隱藏、要他改變，那麼孩子就能在安穩的陪伴下，與他自己的脆弱相遇，也懂得和脆弱對話，學習與自己的感受同在，進一步的對自己友善、溫柔。

可惜的是，這樣的經驗，許多大人也沒經歷過，自然也無法給予孩子這樣的體驗。如果你有意願要陪伴孩子的悲傷，那麼請你，先願意好好陪伴自己的悲傷吧！

懷念未曾停止

悲傷並不會消失啊！也許悲傷的細節早已遺忘，悲傷的感覺卻早在心底駐營。於是，我發現悲傷需要一個出口；一個溫柔的導引，讓悲傷慢慢地流動，慢慢地找到通道，流出來。

親人的死亡是人生裡極重大的失落與壓力。死亡與分離所引發的感受：沉重、痛苦、無力、空洞，令人惶恐不已，急於想擺脫。

所以，一些聽似安慰，卻又十足壓抑及隱藏自身的不安、無奈、悲傷、失落感的話語，相繼傾出：「別哭了」、「別傷心了」、「別再想了」、「人死不能復生，別難過了」、「節哀順變」。這些話使喪親者疲憊、感到更加壓抑，也無法真實表露自己，是失去安慰與扶持意義的「安慰話」。

悲傷是不好的、想念死去的親人是阻礙生活的，是社會對於喪親反應的想法。所以喪親者的情緒感受見不得光，想念、懷念成了私密的個人活動，只能自己獨受。

許多病人的家屬，在親人過世後，會經歷一段失眠期，當萬籟俱寂時，懷念與悲傷占據了整個心頭，與逝者過去的種種，曾做過的事、說過的話，都猶如電影放映，一幕幕的上演，整個夜晚難以入眠。

在人的腦內，儲存著大量的記憶，越是相愛的人、越是親近的人、越是長時間相處的人，我們所擁有的記憶就越多。親人過世之後，龐大的記憶對我們訴說著刻骨銘心的曾經，這是無法遺忘的。若遺忘，似乎就連帶遺忘了我們自己的過去。何況，記憶並非說遺忘就能遺忘。

大部分的人並沒有給喪親的人足夠的時間哀悼，往往我們會認為將葬禮、告別式辦完，悲傷就該告一段落，喪親的人不應再沉浸於悲傷的氣氛中，快快打起精神，繼續為著人生的道路邁進，勇敢、堅強、努力的活下去。

就因為這些所謂的鼓勵，把喪親的人推到孤獨的角落。他必須學會成為奧斯卡金人，偽裝自己的軟弱、孤單、悲傷、無力，把快樂、理性、堅強展現出來。他們擔心自己的難過成為別人的心理負擔，他們也害怕被人貼上軟弱無能的標籤。

我很慶幸，許多的家屬對我表示他們真正的感受，無論是對親人的想念、對於生活的無助、對於新角色的疲累。我清楚明白，他們並非需要有人拯救他們脫離什麼，他們也非失去奮鬥的意志，他們只需要溫柔的心，去與他們同在，陪伴內心無人傾吐的心情。

人死亡後待處理的事務繁多複雜，生者必須要維持夠多的理性才足以面對。死亡登記、殯葬處理、財物處理，還有一堆宗親要求的禮俗，把喪親者壓得喘不過氣來。預立遺囑在台灣，仍然推動困難，加上死亡為忌諱言談之事，逝者只好沒有交代一句、沒有意見的入土。但在世的親人可沒這麼輕鬆，許多親友提供各種的意見、習俗，若遇上不道德的殯葬業者，不只心力交瘁，還財力困難。誇張虛華的葬禮費用，常使經濟困難的家庭無法負擔，現實的狀況是，任何福利救助也無法提供幫忙，這不僅浪費社會資源，亦是間接助長殯葬的惡質風氣。

值得注意的是，繁忙的喪葬事務處理結束時，真實的情緒感受開始逐漸浮現。親友、殯葬業者都從生活中退場，關心也銳減，大家都回到各自的生活軌道，喪親者開始正式面對失去逝者的生活。

人從小到大的生活，一直都在經歷大大小小的失去。較小的失去，像是失去了一個禮物、一個擁抱、一個注意、搬家、轉學。大的失去，則可能失去一隻心愛的寵物、失戀、失婚、與一個摯愛的親人或朋友分離。失去是人生的重要經歷，也是一定會發生的事，有相聚就有分離；有擁有就有失去。如何讓自己有能力去面對失去、如何將失落感受處理好，並且對於自己及他人皆不具傷害性、攻擊性，是需要學習的。

有學者主張悲傷的喪親者需要完成四個任務，四個任務並無優先順序，但四個任務都非常重要，需要完成，悲傷的情境及反應才會緩和，得到好的調適。

四個任務分別是：

接受失落的事實（情感與理智一致性的接受）。

體驗到悲傷的痛苦情緒。

去適應一個沒有逝者在的生活環境（包含外在環境及內在環境）。

能投注生命的活力在新發展的關係上，並與逝者轉化成另一種形式的關係。

調適的過程有多長？多久才算是正常？

這是喪親者會自問的問題，也是喪親者身旁的親友關心的問題。面對失去的悲傷反應，並無強調需要調適多久才是正常的範圍，每一個人調適悲傷的時間都不同，腳步也不一，有的人需要一兩年，有些人卻需要更長。這其中的變數包括死者與生者的關係、死者與生者的情感依附、死亡的形式、人格特質、死者的年齡、家庭的變化、生活的壓力等。

既然無法確定需要調適多久，倒是可以說至少需要一年。一年是重要的經驗，第一年，許多重要節日的體會，會格外明顯及深刻，例如第一個沒有逝者的除夕夜、第一個沒有逝者一起過的生日、父親節、母親節、端午節、中秋節，甚至第一個忌日，皆會令人翻動存在內心的難過、不捨、哀傷。

這些痛苦、陌生的第一次，使得喪親者會打電話給我，或來醫院找我，訴說心情也好、找尋安靜的力量也好，傾聽、尊重、允許悲傷及個別差異是陪伴的原則。

我自己也經歷過悲傷調適的過程，在不知道能怎麼表達悲傷的情況下，我繼續過每天的生活，不太談論自己的失去與悲傷，總是以堅強、樂觀、歡笑去掩飾內心的傷慟。我最厲害的高招，便是以微笑代替許多的感受，以空白代替許多的想法。

從失去的發生到意識到失去的事實，我花了十一年才能接受。接受後，徹底經驗到內在強大的痛楚，再多的忍耐、壓抑都無法否認、漠視悲傷的感覺。十一年來的累積，早把悲傷發酵成好幾倍大，強大的力量，籠罩住我整個人。

悲傷並不會消失啊！也許悲傷的細節早已遺忘，悲傷的感覺卻早在心底駐營。

於是，我發現悲傷需要一個出口；一個溫柔的導引，讓悲傷慢慢地流動，慢慢地找到通道，流出來。

文字抒發、找尋專業心理諮商者的協助、閱讀相關書籍、與有喪親經驗的朋友分享、信仰的支持，都成為自己走過哀傷的通道。

《讀者文摘》在二〇〇〇年三月號報導一位兒子在成年後，與母親建立一座天使雕像——慰藉之泉，來讓母親的喪女之痛得以有個出口。四月號則報導一位女士在兩年內連續失去愛女與丈夫，她在女兒十六歲的生日那天，到女兒的班上送給班上的每一名女孩一枝玫瑰，並向她們致謝，來紀念女兒。

這是寶貴的力量，能不懼怕的表達真實的想念、能把失去化為珍惜與感恩的生命力量，能以祝福克服怨懟。

懷念，總是如影隨形的。懷念，若是提醒自己曾經有過的愛、若是幫助自己善加對待自己與身旁的人、若是增加自己活下去、活得好的力量，懷念是值得的。這是好的懷念，帶給我們能勇敢及再愛的能力。

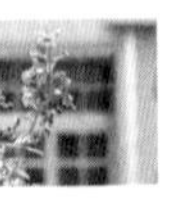

生命再回首

近幾年，我不斷的以課程及工作坊方式，影響人們學習對自己更有情、對他人更有愛的生命態度。其實，愛是一種能力；有情（能情感連結）也是一種能力。可是現代社會講求物質的賺取，講求效率和利潤的獲得，「物」早比「人」來得重要。

新聞報導常常出現孩子因為無法買一個想要的物質咆哮父母，或毆打長輩。而父母則因為要賺取更多的物質，或沉迷在物質世界，而漠視忽略孩子。人與人之間越來越疏離，我們無法陪伴別人，別人也無法陪伴我們。於是每個人都在內心獨白著：「我好寂寞、我好孤單，我好想要有人懂我、陪我。」

可是這是弔詭的，我們都渴望有人來陪我、懂我，卻很少人願意主動的開始學習什麼是陪伴，什麼是情感的支持及連結，什麼才是真實的傷痛安慰。大多數的人還是以傳統聽到的勸慰說法對待自己和他人，即使明明聽到時不舒服，也不感受到安慰，卻還是在他人有相似情境中，說出那些無法貼近人心、無法陪伴梳理情感的話語。

這十多年來，如果說在失落悲傷療癒工作的推動上，我最費力也最具挑戰的，就是面對社會文化長期以來對失落悲傷的漠視和不以為然。不論真實互動中，或是網路交流中，不時就有人正義凜然的對我批評教誨，要我不要再倡導人可以悲傷、人可以經驗失落的言論，並說失落悲傷者就是執迷不悟，就是自憐不看開，才會每況愈下，深陷悲傷深淵。並指責我算什麼心理專家，用了旁門歪道，讓一群人置身地獄不可自拔還以為我在救他們。

對於這些偏激且偏頗的評語，我當然明白這些人並不真實認識我，他們攻擊我，是因為他們看見投射在我身上的陰影；那些令他們懼怕的情緒，令他們排斥的悲傷感受，及那種他們視為不應該的停頓和「不正面」。

但是，即使知道自己是被這個強調凡事只能正面、只能前進、只能堅強，絕對不認輸的「文化」攻擊及指責，心裡還是無限感慨，因為知道，這一條喚醒人們對愛的自覺，有愛的能力，進而彼此相愛的道路，還十分漫長及艱辛。這像是我肩上扛著巨大的十字架，不僅感到疲累、沉重，也經驗到沮喪、挫折及痛苦。

有時候也會反問自己是否該放棄對於悲傷文化改善的投入及努力？但只要回想自己早年生命，歷經了數次的喪慟經驗，不僅自我破碎也迷失人生方向，並不斷的在悔恨、痛苦、孤單、絕望的生命路上無助而倔強的存在，體會不到愛及溫暖，只能任由生命破裂、封閉。

這一切的改變，都來自我感受到愛，經歷到愛，也學習了愛。因為真實的觸摸悲傷，因為真實的貼近生命的傷痛處，我才一點一滴的明白，勸慰無法療癒傷痛，告誡無法療癒傷痛，辱罵無法療癒傷痛，貶抑無法療癒傷痛，責備無法療癒傷痛，威脅無法療癒傷痛，同情也無法療癒傷痛。真正能療癒傷痛的，唯有愛。

當一個人能真實的感受到被尊重，被接納，被理解，被容許，被重視，被體恤，被肯定，被擁抱，被陪伴（同在），被鼓舞，被欣賞，被寬容，被仁慈以待，他才能經驗到愛。即使他在傷痛中，即使他在生命失去光彩之時，有著難堪、脆弱、無助、苦痛、恐懼、傷心……他也不會因此被拒絕，被排除，被標籤。他仍是可以經驗到愛，被善待，被護全自尊及人格。這才是真實友善的社會，也才是真正的文明進步。

而失去對當事人內在經驗的認識及理解，也對所經歷的不想了解及關注，而聲稱要幫助這些人走出痛苦及正向過日子的人，是真實的與人接觸連結，還是只想以自己的主觀維護自己所認定的世界樣貌，不容異己者的存在及出現。以助人之名，行控制之實的「助人暴力」就是這樣吧！

勇氣與保守

她的母親喃喃自語地說：「我們的鄰居就說送安寧病房是讓她送死，應再帶她做化療、電療。哎呀！不該送她到這裡。」

每週三，團隊各專業人員會聚集，進行每一位病人的查房工作，這不僅能讓病人、家屬認識團隊人員，亦是讓團隊每一分子共同清楚病人的情況，一同評估病人身心靈各層面的需要。

查房結束往往已近中午時分，團隊馬不停蹄地繼續進行會議，除了討論照顧上所遇到的瓶頸，也分享服務病人、家屬過程中所獲得的訊息，這可以使團隊對病人、家屬有一致的認識，並且避免過分干擾病人及家屬。

另外很重要的部分是團隊人員可以藉此時機互相支持、安慰、鼓舞。我們期望自己可以永不喪志、永不疲累、永保熱心，但畢竟我們是活生生的人在活生生的人生現場。工作中、生活中仍會遇到許許多多難以掌握、難以平衡的事。因此，我們也需要照顧彼此，讓自己及同伴的情緒也有個出口，才不至於阻斷愛的流動。

這一天的團隊會議，團隊正為著住院中的一位病人擔心、感慨。

病人是一位年近四十的女性，從外縣市轉來。她因使用口耳相傳的祕方，延誤了子宮頸癌的就醫時間，下部被腫瘤侵蝕得潰爛、分泌物不斷、異味難忍。

她的苦難不止如此，她的丈夫因害怕看傷口樣貌，拒絕協助清理傷口，連探望都少之又少。在病人痛苦、害怕、無助時，竟又無意發現丈夫有了外遇。當丈夫被病人質問時，竟故作輕鬆的回答：「這樣不是很好嗎？有人可以照顧我，還多了一個人來照顧你呀！」

病人啞口無言，因她知道自己的確無法再盡妻子的義務，無法滿足丈夫性的需求。

病人的心猶如槁木死灰。軀殼還未死，心卻先死了。我知道對她說再多的話都是枉然，疾病尚未殺了她，她卻因背叛、污辱、羞愧而讓自己有如已死般。

我在她的病房裡陪伴過她，協助護理人員清理她疼痛不已的傷口。她下半身無力，幾近癱瘓，精神疲累虛弱。她常說的話只有兩個字：痛苦。

我注視著她，靜靜的陪著她。空氣流動得很慢，牆上的鐘滴答滴答響，這種安靜似乎是世界都停止了。我握著她的手，不捨地說：「你受苦了。」

她閉著的眼，有些微濕。

「你知道你的病的狀況嗎？」

她點點頭。

「這個苦很難承受，我們會和你一同走，要讓你減輕一些苦。」

她再次點點頭。

她隔兩天之後，傷口感染，腹水增多，呼吸衰竭。這一天，便是團隊查房的日子。

她的母親激動不已，直嚷嚷到這個病房什麼都沒做，她沒有好起來、腹水沒消，也不能下來走路，並一直要求醫護人員抽腹水、輸血。我在她的身邊安撫她，試著告訴她，病人的身體狀況我們已做最大努力，如今不能再增加她的負荷、負擔，勉強再做醫療行為對病人是延長痛苦，不是延長生命。

她的母親喃喃自語地說：「我們的鄰居就說送安寧病房是讓她送死，應再帶她做化療、電療。哎呀！不該送她到這裡。」

「伯母，若是你認為這裡耽誤治療她的病，你可以帶她去願意治療她的醫院。」

她的母親沒好氣的說：「就是沒地方去，才來這裡。你叫我們去哪裡？」

我靜靜地看著她，她預期性的哀傷已使她亂了方寸，理不出頭緒。再加上家鄉誤解安寧理念的輿論壓力，把她壓得喘不過氣。

這種緊繃又對立的關係，已使溝通更顯困難。最後我告訴她多聯絡些家屬來，獨自一人面對這一切壓力太大，會讓她崩潰。

她穩定下來，說句謝謝後，轉頭進病房打電話。

團隊再次因受誤解而士氣大挫。我們常聽到從未真正了解過安寧療護的人評論安寧病房、安寧療護，像是：「那是等死的地方。」「那裡什麼也不做。」諸如此類的話。甚至有些病人住進來，家屬緊張的表示說：「我們不認為他已末期，我們只是喜歡你們這裡環境好。」有些則以為：「你們這裡就是收容所，我們無法照顧他，就交給你們照顧了。」

當然，還有些人善於給我們戴道德帽子。他們說：「我們無法照顧他，我們也沒有人可以全時間待在他身邊，你們說你們有愛心，關心病人及他的家屬，那麼你們就要無異議地照顧他。我們已付健保費，我們不會帶他回去的。」

似乎愛心是安寧病房的專利。有時我不禁懷疑，當世界變得自私、勢利、冷漠，安寧病房的愛是能感動人一起用心照顧病人，還是成為推卸責任的好地方？

安寧的確無法拯救人起死回生，安寧的誕生來自於一位病人的心聲。英國年輕的癌末病人大衛因醫療不顧感受的治療而痛苦不已，最後他受盡醫療折磨而死。在死之前，他告訴照顧他的桑德斯博士：請為癌末病人建立一處能維持他們尊嚴，能讓他們不再忍受痛苦、平安平靜的直到生命的末了。

癌末的痛苦需要良好的疼痛控制，更需要無條件的愛與呵護。

因為，愛創造了勇氣。

有了勇氣，就有了度過生命惡潮、等待再度飛翔的信心。

我們一直小心翼翼地對待每一個病人的生命；我們生怕傷害了他們、增加了他們的痛苦與折磨，能減少不舒服的檢查就減少、能用吃的藥就不要用注射的、能用貼的藥就不要用吃的。

這樣的保護，無非是要守住病人的尊嚴、生活品質與最後的生理資產。

放手一搏，常是會付出很大的代價：在手術檯上死亡、送往做電療的途中死亡、注射化學針中死亡、因急救被插入無數管子送進加護病房不久後死亡。

仍是死亡一途，何以讓病人平靜安恬的死亡，讓人那麼難以接受？

無非是誇大醫療科技的全能、否認死亡的心態、一味要求拚與積極的人生觀影響了這一切。

平靜、安然、保守、停滯、順服、珍惜，也是一種生活方式，只是被人們所遺忘了。

用愛創造出面對苦難的勇氣、用呵護保守受苦的生命，是臨終關懷永續堅持的精神。或許想要變遷承襲已久的醫療文化、社會思想、對待生死的態度，是件艱鉅的工程，但正因如此，這條路需要有心人繼續走下去。

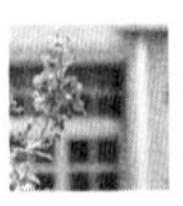

生命再回首

經歷了十多年，安寧療護已是每家醫學中心必備的醫療服務，不僅有專屬安寧病房，同時還有安寧居家照護和與其他科共同照護的服務。安寧療護不再被人和養護中心混淆在一起。這也意味，有更多元的方式，讓病人及家屬有不同的選擇，可以採納居家安寧照顧，也可以不需要特別進入安寧病房，在其他科病房，同時接受疼痛緩和的醫護照顧。設立了那麼多不同方式，是為了讓病人在生命的最後一程能夠不承受過多的痛苦，並且因為有更完善的社會心理關照，和靈性需求的照顧，希望可以協助病人和家屬兩方都獲得壓力舒緩，並在心靈上得到依靠和平安。

所以不論用什麼形式的照護，臨終關懷最重要的意義，是讓生命走得有尊嚴有品質，而不是在慌亂、倉促、悲憤、恐慌中，讓承受疾病之苦的病人，再多承受一些傷害性的侵入式醫療處置。

然而，這樣的善終理念，社會還是需要繼續的接受教育宣導。不能否認的，拒絕碰觸死亡相關議題的人仍然有，而以過去傳統未經修改、澄清的道德及倫理觀念，堅持不能放棄病人的生命，無論病人承受了多大且反覆的痛苦，都還是要盡力維持其生命的人，也還是存在。即使，病人只是仰賴機器維持生命徵兆，事實上已無法互動交談，但基於家屬的心理情感因素，許多家庭仍難以接受撤除維生系統，讓病人好好善終，好好離去。

而家庭中，有人接受安寧療護理念，有人不接受安寧療護理念，也使得一個家庭在面對家人臨終時，衝突分歧，對立紛爭，難以達成共識。即使有人獨排眾議，堅持要讓病人最後安詳平靜的走完人生，他所承受的指責、質疑及誤解，也著實讓他壓力沉重，十足吃不消。

死亡，是生命歷程的最後一個階段，也是生命的最後終點，如果我們迎接一個生命的到來，都勤於了解、做功課、準備、布置，為什麼我們送別一個生命不勤於了解、做功課、準備、安頓？

只因為，迎接生命是喜悅的事，送別生命是令人難過、抗拒，及想迴避的事？

這不就是我們對待生命的態度嗎？只願看喜樂、光明、有希望的呈現，不願看見生命也會經歷的低落、脆弱、憂傷及凋零時刻。所以人們只能硬撐；撐住外表，撐住面具，撐住形象，也撐住在人前該有的表現，卻怎麼也不願意相信，即使我們的生命走在低落處，走向衰亡，我們仍是一個重要的生命，能被看重，能被善待，能被尊重，能被傾聽，能被愛。

善待生命的尊嚴，讓活著時好好活，讓臨終時好好走，讓別離時好好說再見，這些推動的工作仍持續要進行。而這些推動的工作依舊需要力量和勇氣。在這個醫療環境快成為消費市場一環的時代，也是有人扭曲了安寧療護的意義，以為安寧病房的存在就是完全因應家屬各種要求，不論其合理不合理，都以其自我中心做依據判斷。不僅沒有對安寧醫護專業的尊重，更不見其個人對安寧療護內涵的了解。只要不高興、不喜歡、不認同就說要提告、要訴諸媒體。如此的社會亂象，是當今台灣社會帶給醫療界的衝擊及挑戰。

回看這十年來，台灣醫療因為營運的需要及強烈的競爭壓力，各種醫療科技推陳出新，各種能「招攬」更多病人的服務也不斷搬出。但我們在醫療環境中有感到真正的舒適、受尊重，也感到被人性化的對待嗎？我想答案，在每個人自己的心中。

正因為醫療環境的變遷，一切向「錢」看，善待生命、維護生命品質的價值核心越來越模糊，安寧療護或臨終關懷的存在才更顯珍貴。安寧緩和照顧無法獲得太多利潤回饋，又必須付出更多的人力、物力成本，以維護末期生命的尊嚴及生命品質，這不就是人性關懷的實踐，也是人文社會該具有的精神嗎？

我真心祈願臨終關懷的安寧理念，能為台灣社會持續保守住這一份，人性照顧的溫暖，和真情關懷的感動！

生命絕對可貴

「但是，有些疾病真的拖很久，病人自己痛苦，家屬也備受折磨，你說他們怎麼辦？」主持人情緒有些激動的說。

二〇〇一年四月十日，荷蘭成為第一個將安樂死合法化的國家。四月十二日，台灣的報紙紛紛報導這個訊息。當日傍晚五點鐘，我未準時下班，仍待在辦公室裡整理與病患談話的紀錄。

本想利用下班時間，安靜的回顧和病人談話的過程，加以反省與思考，卻突然接到安寧照顧基金會祕書瓊悅的電話。瓊悅詢問我是否能接受一電台節目的訪問，大約在五點四十分左右的電話連線直播，訪談內容是對於荷蘭安樂死合法化的評論與台灣目前的立法走向。

我連忙推辭。如此重要的發言，我認為應由基金會執行長或推動安寧緩和條例有功的趙可式博士發言較妥。但瓊悅表示此時聯絡不上這些重要人士，請我務必幫忙，這是一個讓聽眾認識安樂死與安寧緩和條例差異的好機會。

得到瓊悅的信任，我也就謙卑答應了，祈禱自己能不負所託。

五點四十分，我的分機果然響了，我快速的接起，電話那頭的主持人與我確認身分後，立即上線，現場直播。

主持人一開始問的問題是：「蘇社工師，請問你照顧的病人與家屬是否有因痛苦，而提出想要安樂死的想法？」

我心裡一驚，怎麼一開始就提出這麼一個充滿陷阱的問題？末期病人的痛難以避免，許多病人都曾痛得想要死去算了，但並不代表他們堅決需要安樂死來加速他們的死亡。於是我回答：「你這個問題在時間有限下很難說得清楚，我接觸的病人的確有許多人有痛的問題，在痛的情況下，難免會有早死早解脫的想法，但在疼痛症狀控制良好的情況下，病人仍然珍惜生命、珍惜擁有的時間，所以我們需要安寧療護。」

「蘇社工師，你贊不贊成安樂死立法？我國目前的立法走向是什麼？」

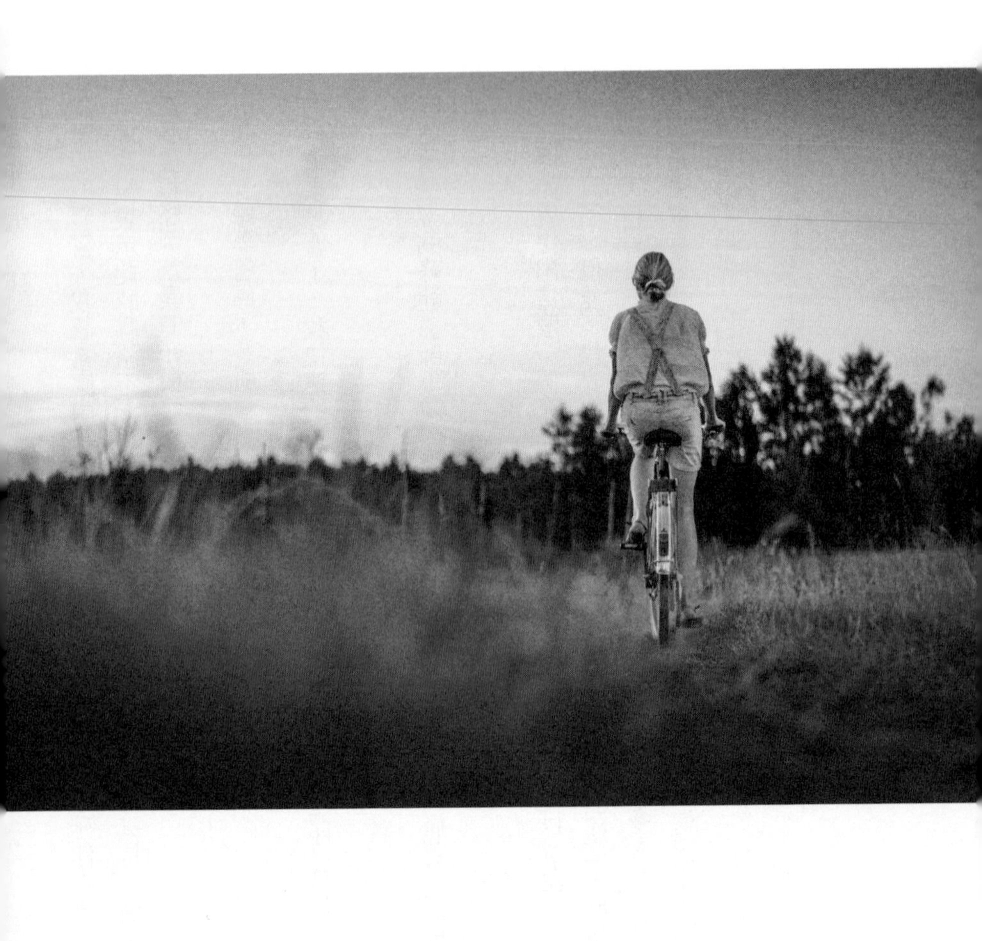

「我當然反對安樂死，安樂死意指用人工的方式加速病人的死亡，雖然安樂死訴求死亡的自主權，但我們很難完全克服，安樂死是否完全出於病人的自願與自主。社會的壓力、家人的遺棄、疾病的調適能力、生活的困境、醫療的建議，皆可能影響病人的自主決定。何況，安樂死引發的副作用會深深的影響社會，社會付出的代價會更大。例如對於生命尊重與生命態度皆有負面影響，當一個人有工作價值時，他才有活著的價值，若他生重病不可治癒，他便是社會家庭的負擔，他最好盡速決定死亡，減去大家的痛苦。這不是教育我們的社會，健康的人才值得活著！有病的人無疑是麻煩的！

「台灣每年的死亡率，四個人當中，就有一位死於癌症，每十八分鐘就有一位癌末病人死亡，若因無法治療而施行安樂死，台灣要殺死多少患者？」

「但是，有些疾病真的拖很久，病人自己痛苦，家屬也備受折磨，你說他們怎麼辦？」主持人情緒有些激動的說。

我立即敏感到他說的病人，指的是並非末期病人的植物人，這也是許多民眾的混淆，誤以為植物人是末期病人，看見植物人的家庭，長年累月的照顧病人而疲憊不堪，就在心裡暗自想著：「何不給他安樂死呢？大家都脫離痛苦嘛！」

我馬上問他：「你所說的病人與家庭，可是意指植物人？」

「是啊！他們那些病人生命這麼久，他的父母親都累垮了、病死了，他卻還在。」他回答。

「我想大部分的人都如你一樣混淆吧！你所指的痛苦、疲憊不堪、折磨的病人，腦海出現的畫面大都是植物人，但植物人卻不是被歸在末期病人的定義內，他們的死亡不可預期，隨時都有甦醒的可能，而病人大都失去自主表達意識，就算實行安樂死，他們也不適用呀！真正末期病人，他們的死亡已是可預知會發生，且是短期內會發生，不用特別施以安樂死加速死亡，病人就能自然走到生命的終點。」

主持人似乎有些清楚了，便問：「那對於像癌症末期的病人，我們現在通過一個法──安寧緩和條例，是不是有這個法，我們台灣就足夠了？」

「沒錯，這個法是為了保障我們的末期病人免除醫療不必要的傷害，而能善終的法律。在美國，他們稱之為自然死。意思是說，當人罹患的疾病進展到末期時，死亡的發生是可預料的，病人便可依自己的自主意願，簽署不急救同意書及接受安寧療護同意書。藉著法律的保障，減去病人被醫療過度的處置，多承受不必要的痛苦與傷害。台灣目前遇到的問題不是病人需要一個法來讓他們死，而是有一個法，不要讓他們死得太慘、沒有尊嚴、不受尊重的強行給予醫療維生系統：氣切插管、強心劑、急救。這些並不能真的救回病人，它的價值僅在於急診室的醫師認為他盡責了。沒有多久，病人還是會死亡。」

可能因為時間的關係吧！主持人答謝我，並表示相信聽眾在聽到節目後，能更清楚安樂死與目前我國所立法的安寧緩和條例之後，就結束這次的訪談。

雖然掛上電話，但心裡還是很不安，荷蘭的安樂死法案會帶給台灣什麼樣的衝擊與改變呢？或許短時間內很難得知，但一想到台灣對於死亡議題的關心遲遲落後於先進國家，我就開始憂愁起來。

許多人都認為安寧療護是不重視生命的，才會任其病人死亡，甚至反對安寧的理念，認為只要醫療不放棄、有生命意志力，人就不會死。

我不禁疑惑著，當許多生命走到最末端時，會衝出來要求急救、插管的家屬常是不在病人身旁照顧他的人，有的甚至未到過病房，病人最後的尊嚴與安詳就要因這些人而徹底毀壞。我不得不感嘆，愛他，又豈會傷害他呢？

安寧療護重視生命，它的存在就是因為不希望末期病人因為痛苦和需求無人照顧及關心，而走向自我了結一途，也不希望生命走到最後，卻只是受盡折磨。

生命絕對重要；我們無法預料是否能延長生命，但我們堅持不拖延痛苦、不增加痛苦。

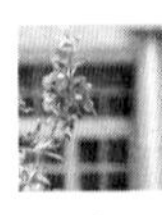

生命再回首

在今年（二〇一四）英國《每日郵報》報導指出，最新的官方數據顯示，荷蘭選擇安樂死的精神病患者在一年中增加了兩倍。有專家稱，荷蘭安樂死的人數逐年上升和執行安樂死的標準擴大表明，安樂死合法化只會導致安樂死形勢失控，並呼籲英國不要步其後塵。

英國《每日郵報》十月三日報導：「荷蘭是世界上第一個安樂死合法的國家，最新的官方數據顯示，荷蘭選擇安樂死的精神病患者在一年中增加了兩倍。二〇一三年，荷蘭共有四十二人因『嚴重精神問題』被執行注射死，而二〇一二年和二〇一一年分別只有十四人和十三人。數據還顯示，去年荷蘭安樂死的總人數激增百分之十五，從二〇一二年的四千一百八十八例上升到二〇一三年的四千八百二十九人。

「七年裡，荷蘭安樂死的人數暴增百分之一百五十一，已占到荷蘭人口死亡總數的百分之三。其中，絕大多數人（約三千六百人）是癌症患者，但也有九十七例安樂死是失智症患者。這裡還不包括『臨終鎮靜』（給患者服用鎮靜劑和麻醉劑）的情況。研究表明，如果將終端鎮靜考慮在內，荷蘭安樂死的人數將占到總死亡人數的百分之十二點三。美國的奧勒岡州、瑞士和比利時的情形與荷蘭相似，協助自殺和安樂死的人數正在上升。」

這個報導的起因是，英國正在討論《福爾克納法案》。《福爾克納法案》是英國福爾克納勳爵提出的協助自殺法案，該法案七月份接受了二讀，議會復會後將於十一月進入委員會審議階段。支持法案的「有尊嚴的死亡」（Dignity in Dying）組織堅稱該法案係基於美國的協助自殺模式，並表示美國模式安全實施了十七年，死者從未超出絕症條件的範圍。

不能否認的，歐美在思考讓安樂死立法的可能性，是他們已將生命的尊嚴推向對死亡時刻的選擇。這是他們長期對於生命哲理的探討：一個人是否有選擇維護尊嚴、減少承受痛苦的終止生命的權利。

但是，一個長期重視人權，也思考生命哲理的高文明社會，不可避免的衍生安樂死氾濫的現象，那就不難想像台灣在人文思考能力尚未發展成熟的情況下，又逢經濟條件下滑、社會情勢不安、生活壓力大，當人活著都覺得生命蒙上一層黑暗時，一旦有安樂死法案，是否輕率選擇安樂死的比例也會失控。

我仍然認為，安樂死的討論，必須建立在一個社會，乃至一個國家，長期就對生命處境的相關議題關切，重視人的福祉，樂於提高人民對自身及他人生命權利的關注。反觀現在，台灣社會的立法亂象，一個與民生有關的法案常是民眾不清不楚下，就悄悄的通過，或急就章的就被政治操作下三讀。民眾對法案無感，對政治冷感，全民沒有接受人文素養的風氣，多些生命哲理思考的話題就出現沒興趣、打哈欠的反應，我們怎能貿然有安樂死法案？

而目前，「安寧緩和條例」主要是以末期病人自然善終，不採取心肺復甦術，諸如：氣管內插管、體外心臟按壓、急救藥物注射、心臟電擊、心臟人工調頻、人工呼吸等標準急救程序或其他緊急救治行為。如此能減少病人因為維生設備及措施勉強維持生命。讓生命可以不經歷痛苦不堪的過程，還是必須走到死亡終點。

這其實才是台灣社會遇到的問題，許多末期病人其實已不想承受痛苦，盼望能舒適無痛無苦的走向死亡，獲得生命的解脫，反而是許多家屬的不放棄，或難以面對這個離別時刻，而無法顧全病人的意願及感受，強硬的要求急救。在醫療臨床上，末期病人不得不承受急救的痛苦，以各種儀器插滿全身受盡折磨的案例不勝枚舉。

如果真的要討論安樂死是否能成立的問題，我認為，先將台灣社會無法尊重一個病人主體的感受及意願，旁人總強加自己主觀作為在病人身上的問題，好好改善後，我們才能真的信任每個人都有其生命的主權，真的被賦予權利為自己在人生的各種處境有選擇權，且負起最大責任。而不是總必須在承受他人的壓迫或期待下，而忘卻自己才是自己生命最重要的主人及維護者。

當生命真的可以不被漠視，不任意被剝奪權利，要討論各種生命選擇的議題，才不會是踩在空洞的階梯上，一踩就崩壞。

愛能彌補

生命的長度與寬度不一定是成正比的，領受生命的豐富也不是活越老就越能得到。

每天在生死之間工作，覺得自己的靈魂蒼老很多，與朋友談話，我蒼老的靈魂便會不自覺的跑了出來。年輕的外表卻裝有蒼老的靈魂，總覺得有如老酒裝在新酒瓶中，格格不入。好幾次，受邀至院外講課：臨終關懷、悲傷輔導、病人及家屬社會心理需求，有些學員一看見我，不知是恭維還是質疑，直說我太年輕了，還說這種課應該是一位擁有歲月痕跡的中年女性來說才對。我總是微笑以對：再過幾年，我就是啦！

生命的長度與寬度不一定是成正比的，領受生命的豐富也不是活越老就越能得到。當我看見病房裡一個兩歲的孩子躺在病床上，雖然痛苦卻強忍住悲傷，只是把頭撇向一方隱隱啜泣時，我想他的靈魂已蒼老得足以洞悉人生，即使他沒有時間活得更久，他早比世人更早領會出承載痛苦、跨越痛苦、超越痛苦的意義。

或者，他的出現是為了讓我們去學習愛、了解愛、體會愛。

身為一個社會工作者，在決定委身時，便已有心理準備，面對的人及事，都是陷在困境中的，或煩悶或悲苦，皆是社會灰色的一面，但我卻在這灰色地帶發現，許多人渴望的是一份真誠、無條件的愛及關心。愛的貧乏，使得人在自我放棄的沼澤中無法自拔，而過去的教育，關心的是分數的表現，心理的發展往往被忽略。當人已活到大半輩子，自我相處與自我肯定卻未隨著年齡成長，仍等待著外來的回應，偵測著自己足不足夠被愛。

愛怎會變得如此稀少？少到當有人多一些關心，就期待無時無刻擁有這愛的感覺。有如社會新聞裡無法完全擁有神父的愛而自殺的少女，已將愛與控制、男歡女愛劃上等號。

愛是更寬廣的，《聖經》中闡揚的愛是無私、奉獻、無條件、付出的。而耶穌的愛是一種使靈魂痊癒的愛，這是人類需要的，卻是少被尋求的。

我時常受邀講授同理心，特別是對臨終病人的同理心。我在帶學員角色演練時，可以明顯的感受到，大部分的人無法與人進行內心談話，更別說是對臨終病人或者初次見面的人。學員不斷地表示要去反映一個人的內心情緒與感受，實在相當困難。為什麼不能不談感受，直接告訴對方怎麼做就好了？

我說，人無法跳脫某種情境，總會產生許多情緒，若情緒沒有先整理或疏導，建議與忠告都會令人聽不進去，情緒有如杯中的水，若滿了，加上去的東西很容易使水溢出來。碰觸情緒，談談情緒，將使情緒有很好的宣洩，心裡便不會感覺如此沉重。腦子清楚了，許多事不用多說，自然就有處理的方法。

愛的難以傳遞，我想一部分的原因是來自大部分的人對於感受、情緒感到陌生。不熟悉的情況下，就更少學習應對之道。常出現的應對之道大都很負面：咆哮怒罵、暴力毆打、傷害破壞，精神遭受長期轟炸下，台灣的精神官能症患者每年增加。

有一回，搭電梯欲往地下樓停車場，剛巧遇到住在較高層樓的住戶——一位太太帶著她三四歲的小女兒。這家人與我見過幾次，每次都能很自然的打招呼。印象中，遇見時他們一家人都開開心心的。可是，這次情況不一樣，一走進電梯，就看見小女兒抱著媽媽，頭靠著腿，一直哭泣。我很關心的問：「妹妹怎麼了？」小女孩只是哭，一句話也沒說，太太也只是給我們抱歉的微笑。在後來數分鐘裡，整個電梯只有小女孩的哭聲，我只能很關切的望著她。等到快抵達的時候，小女孩只剩哽咽的聲音。小女孩的媽媽才開口對她的女兒說：「好過一點了嗎？哭一哭，有沒有好一點？」小女孩邊哽咽邊點頭。到停車場後，我們便與她們告別，分開走。

我被這母親感動得心裡好溫暖。我一直在心裡想：「這個母親多難得，她不把情緒視為不好的東西，並且允許這個小女孩有不會傷害自己及他人的方法表達情緒。她問的『好過一點了嗎？』裡面讓人感受到完全的愛、完全的尊重。這小女孩必定會在一個有尊重、有接納、有愛的環境中成長，這實在令人太高興。」

那天，我感受到對於未來社會的希望。

生命走向臨終點時，許多病人的記憶裡有的是許多的不甘心、埋怨、憤怒及恨，有時我邀請他們說說關於愛及滿足的記憶，他們卻怎麼也想不起來。對於一生戰戰兢兢經營的家庭、教育的孩子，他們不認為是一種肯定、成就，只說是一種責任、不得不的事。

表達愛、闡揚愛、接收愛，都變得困難起來。缺乏愛，許多路走起來，顯得孤單、無趣、沮喪。有了愛，再苦、忍耐也覺得值得。

已離婚許多年的豪哥，三四十歲的人生即將走到盡頭，他成為家庭裡一個大問題。哥哥姊姊都需要工作，年老的母親需要照顧他十歲的孩子，沒有人能來照顧他。當他氣管不舒服、又喘又咳時，沒有親人陪伴安慰的他，只能蜷曲在床上，默默掉著眼淚。我們想要關懷他，卻無法完全替代親人的關愛。有時，難受的他，一直表達對不起家人、連累家人的想法，他認為自己一點都不重要，活著只是增加麻煩。

當我們跟他提起孩子想為他慶祝生日及父親節，他的反應是拒絕，認為生命已沒多久，過生日及父親節都沒有必要、沒有意義了。我告訴他：「這麼做不全然為了你，還有為了孩子；讓孩子擁有一次難忘並且充滿愛的父親節吧！讓他們覺得對你表達過愛吧！就因為時間不多，才更顯得重要，因為你是他們的父親，是重要、獨一無二的父親。」

豪哥聽後，仍一直流淚，卻願意接受這樣的安排。

慶祝當天，豪哥的兩個孩子，他的媽媽、哥哥及嫂嫂都來了，在護理人員大合唱〈生日快樂〉及〈哥哥爸爸真偉大〉後，孩子有機會親近爸爸，並送上生日卡及一個親吻。

我們都看得出豪哥非常高興，也非常感動。之後的他，生命能量似乎向上提升一些，又可以下床到房外坐坐、聊聊。

看到豪哥喜悅的神情，我更加相信：愛能彌補生命的缺口，生命即使不圓滿、不如人意，仍然值得活著。

生命再回首

經過了十多年，見到我的舊識，總是不斷的說：「你怎麼會越來越年輕？」甚至有人開玩笑說我是妖精，竟然能讓歲月凍結，不在我臉上留下痕跡。

我總是開玩笑的回答：「這是天然的喔！我很少保養，最多就是敷了『好好疼愛內在小孩面膜』。」

雖是玩笑話，倒有幾分真。我自從在二十八歲出版這本我人生的第一本書《死亡如此靠近》之後，從二十九歲開始，我的人生風雲變色，全盤崩毀，過往早年的傷痛加上後期創傷一起加總排山倒海而來，把我撞擊得魂飛魄散，完全無法知覺自己是誰？究竟活著做什麼？生命的前方在哪裡？為什麼那麼多失落傷痛發生在我的生命中？我該如何承受又該如何求生？

這種過去人生完全被推翻，和一種被打斷筋骨的感覺，讓我生命趴下兩年，烏雲籠罩，黑暗無光，也動彈不得。但也因為那兩年像是消失在這世界，與這世界斷了聯繫，我反而走入我內在的幽暗世界，即使懼怕、無助、痛苦，還是把黑暗中塵封已久的傷痛翻了出來，並嘗試各種方法（閱讀、靈修、個人諮商、團體諮商、工作坊、講座、影片、繪畫、書寫）試著在已解構的人生中，拾起破碎瓦片，重新選擇再建新的自己（價值觀、自我認識、自尊、信念、人生觀、生命觀、人我關係態度），如果說痛定思痛，大概就是我在這兩年最重要的歷程：好好凝視傷痛，好好理解傷痛何以發生，好好明白傷痛造成自己的責任為何，好好認識產生傷痛的這個現實世界，也好好學習療癒傷痛、撫慰自己的方法。

接下來，生命之主安排我有機會進入心理諮商研究所就讀，我也開始吸收新知，回溫舊知，在舊與新之間，重新連結、整合、形塑。雖然有種從零開始的辛酸感，偶爾也必須忍受再從頭來過時，他人的揶揄嘲諷及不尊重。但也從這樣的歷程，學習謙卑、堅持和內修自我穩定度的功夫。

如果說，什麼是關鍵，可以讓我走過哀傷失落，成為更有勇氣、力量，及找到自己生命方向的人，我的唯一答案只有：愛。就如我在臨終場域體會到的以愛彌補，生命的悲傷及傷痛，也只有愛，可以療癒。

如果我們心中無法有愛，我們就無法讓自己的生命回溫，我們溫暖不了自己，就無法與這世界的溫度連結。如果我們不是以愛陪自己走過痛苦時刻，我們就會是用逼迫、辱罵、勸誡及恐嚇來對待自己，而這些對於傷痛，一點都無益。

如果，我們只是不斷的以一個沒有成熟轉化的個體的姿態，來要求外在環境給予、滿足，並怪罪外在環境未能提供、未能照顧，那我們也只是想以控制的方式來向外索取。這樣的互動關係，常是兩敗俱傷，更多的時候，是製造了不少戰場。

所以，只有愛，才能讓我們生命真實受到滋養而成長。陪自己以愛重新長大，是我以十年的時間，在學習的歷程，並經驗到我內在的茁壯。

而我相信，翻開傷痛，挖掘過往，不是為了要拿過往不斷重提往事，讓自己滯留在過去時空永無止盡的反覆受苦。相反的，整理，是為了重新安置，也是為了整頓生命的新空間，來迎接新的人生機遇。就像是整頓房子，若內部原本的東西沒有重新打理，重新選擇該留該捨，我們其實無法重新讓這房子有更多益處，也更適合使用者的規劃。滿屋都是塵封已久的東西，即使是過去極為重要的東西，但當那東西再也使用不到時，留著不捨，其實也只是囤積，而不是真的有益於生活。

所以為什麼有人說我越來越年輕？其實就是在生命的大整頓下，我歷經了該留或該捨的選擇。我清理掉大堆大堆塵封已久的生命堆積物（過往記憶、痛苦受傷的情緒、未竟事物、傷害性的關係），讓自己的生命可以更輕盈、更輕省。

當你真實的認識愛，接觸愛，讓愛在你內在時，你不再是活在焦慮中、恐懼中、無助中。讓愛陪著你的生命前行，即使會再受傷也不懼怕，因為愛，會療癒你。當你與愛同在，你的生命不是沉重負累，而是每一天，都是發現更多愛，與更多愛相遇。愛的心靈滋潤，會讓你有生命活力，當然人也就更顯年輕了。

助人工作的藝術

我自己常自我反思是否落入專業人員的迷思：相信自己懂得多、接觸得多、做的判斷最佳。

還是學生時，每每讀到課本定義「社會工作」此專業時，除了表明它是一種社會科學、一種助人的程序、一種社會改造的過程，同時也認為它是一種藝術；一種需要豐富創造力、活力的工作。

助人的工作最怕制式化，成為一種機器般的反應，失去對人的關懷與積極的接觸，助人工作將失去意義與精神。助人的根基，乃建立在相信人有潛力、有能力去為自己創造一個幸福的生活，並且相信人有能力去選擇適合的生活方式。

什麼是幸福呢？什麼是最好的決定呢？

這就是藝術的意涵。

一個好的決定，關係到人幸福的決定，不能是倉促、粗糙、固執的。好的決定必須是當事人所適合的、需要的，自顧自的給、自以為是的認為別人需要什麼，無疑是漠視別人有為自己生命、生活做決定的能力。

以疾病告知為例，無論說或不說，若只是站在自己的價值觀、經驗來衡量病人需不需要被告知，而無意願接觸病人的想法與需要，專業人員的告知只能說是服從某一種規範與要求，家屬堅持的不告知，也只是避免面對自己所無法掌控的變化。

臨床曾經發生有病人因為不知疾病而對康復期待過高，當自己覺察到身體狀況不好反而一天天不佳時，對於拒絕病情告知的醫療人員、家屬產生無法控制的氣憤。但是，也有病人在身心未準備好的情況下，突然從醫療人員或家屬口中得知自己已無藥可救，甚至被要求交代後事，而感到沮喪與驚嚇。遺憾的是，這些情況，都造成病人沒有心理調適的時間，帶著錯愕、不安及不甘心的情緒離世。

沒有一個決定能十全十美，每一個決定都有其所要承擔的危險與影響。在決定之前，對於病人充分的評估與對於家屬充分的討論，是做選擇的依據。

我自己常自我反思是否落入專業人員的迷思：相信自己懂得多、接觸得多、做的判斷最佳，而忽略專業是為人而產生；專業是為了使人維護自己的幸福、權利與尊嚴。

真正的助人專業是不能忽略人的感受、需求及想法的。對於所照顧的對象的需求不是只藉由專業人員的猜測、想像、評斷作為事實，當我們所接觸的只是人的一個切面時，許多的疑慮、擔心和解讀都需要和對方澄清與核對。

這的確是十分藝術的活動；用創意和不僵化的方法，來認識病人及家屬，和他們建立信任的關係，獲知他們內心深層的需要，並為他們創造一個能尊重人自我選擇及決定的能力，及賦予生命應有權利的社會環境。

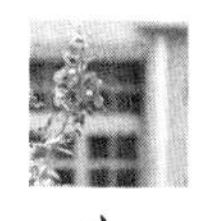

生命再回首

我的專業生涯雖然從一名社工師走向了成為諮商心理師，但我的骨子裡仍保有社會工作者關愛社會的使命及熱情。即使我學習了不同方法可以走進人的內心世界，與人的情感有更深的連結及接觸，但對於社會的悲傷文化改造，我卻是以一位社會工作者的姿態去行動、去衝撞。

但不論是社工師，或是諮商心理師，或稱為心理治療師，只要是與人（生命）有關的工作，我認為就是充滿變化，且具有挑戰的。雖然現在各種行業、各種評鑑，都要求所有的應對及處遇皆有ＳＯＰ標準流程，不僅有手冊說明，還能訓練每個人的表現皆能達到一致的標準。但我還是要說，對於人的工作，最怕就是ＳＯＰ標準流程，因為那往往表示你只要在乎步驟、流程，及不要出錯，其餘的都無法被關注及重視。

然而，人的工作，最重要的是和人的接觸，人是有機體，不只有思想，還有變化的情緒反應，及不同的行為反應。在這些反應的背後，可能都有著人的意圖和動機。當我在訓練助人者時，我特別著重我的學員是否真的有與人接觸，還是自顧自的像機器般的執行技術，卻忘了坐在對面的這個人，他有表情、有呼吸、有姿態、有情感、有氣息，如果少了敏感度去觀察、覺知、感受，往往一個人傳遞的非口語訊息，就被錯過，不被留意了。

ＳＯＰ標準流程作業系統或許是磨練一個新手的一個入門口，但抱著一本標準流程手冊是絕對無法應付千變萬化的人生現場。也容易把人的思考力變得不機靈，無法舉一反三，總是害怕出錯而畫地自限，乾脆什麼也不嘗試，只做書本有教，或流程有寫的，再更多的設想及運用就沒必要了，以免灰頭土臉。

如果助人者自己都無法是一位「活」的人，我們如何有影響力及感染力去所謂的「助人」。如果我們也將自己的人生過得沒有自尊、自信、自主，更不相信自己有能力及權利營造自己的生命成為一個被自己喜愛的生命，我們又如何能讓人看見一份希望？感受一份能量及活力？

助人者如何影響著自己的生命，就會如何影響著他人的生命。

如果，助人者把自己的生命排除，只是成為一個執行業務或程序的工具，那麼久而久之，他也會失去意願投入在助人工作。因為他的生命會失去接觸生命時，所激發出的觸動、感動、體悟等等回饋，他無法由這份職涯獲得正向成長，只會感到持續疲憊的耗損。

所以，助人工作不能只是在乎操作、步驟及流程，雖然如此可以將複雜的處理過程概念化，但是少了實務的磨練，少了與人真實的接觸及應對，少了用自己的整個人去吸收、收集、歸納、組織自己的經驗，都會讓助人成為僵化而失去人性溫度的「工作」，也會失去創意性、彈性、激勵性，更失去了助人的意義。

好好照顧自己

許多前來參觀安寧療護中心的學生，在訪問的過程，總會問我一個問題：「面對如此多病人的死亡，面對如此多悲傷哀慟的家屬，自己該如何調適自己的情緒與壓力？」

我們的社會仍然否認死亡會發生，我們不願意，也不想活在沉重悲傷的氣氛中。我們不僅難以承受別人的負向感受，也難以接受自己會有的負向情緒。社會創造的文化是談財富、談成功、談快樂，甚至認為花時間去談悲傷、談憤怒、談沮喪、談痛苦是無意義的事。

我並不認為照顧臨終病人是少數有天賦異稟的人才能勝任的。懂得照顧臨終病人若只限在少數人身上，那臨終病人及家屬的需要仍是冷門的議題、仍是受社會所忽略的。

我期望有更多人願意了解臨終病人，有更多人為了照顧臨終者而願意做更多「臨終關懷」

的準備及學習。

照顧臨終病人或許不容易，但真正困難的是，你壓根兒不認為自己有能力接觸他們，自己所幻想的恐怖與難受，早已打退了你。

許多前來參觀安寧療護中心的學生，無論是社工系或者醫學系、護理系，在訪問的過程，總會問我一個問題：「面對如此多病人的死亡，面對如此多悲傷哀慟的家屬，自己該如何調適自己的情緒與壓力？」

這樣的問題並非三言兩語可以回答得清楚，但這真的是非常重要。

對投入安寧療護工作的人來說，自我調適是不可避免的功課，因為在生活中，死亡還是大部分人不熟悉又禁忌的話題，要找到能與你分享、幫忙你整理情緒的人是相當不容易的。

我自己遇到的困難是，照顧病人的同時，我可能產生衝擊、感慨、悲傷等感受，但卻難以分享，不只過程難以說清楚，還會擔心造成別人心理的負荷。這樣的孤獨性是必然存在的；畢竟我想談的不是有如討論電視劇情般的令人不痛不癢。我想談的是，活生生，真真實實存在我身邊受苦、掙扎的人們所帶給我的撼動和感觸。

工作壓力的龐大，也是另一種除了自己以外，別人難以理解的狀況。

工作壓力，並非全然來自承接病人面對死亡產生的各種情緒、家屬悲慟難抑的反應。我自小從逆境中長大，接觸各種內在的負向情緒，學習面對與相處，病人家屬的沉重情緒與壓力，我總能找到回應之道，並能與之同在。

真正令我精疲力竭的壓力來源是，自己處於一種對立面的衝突中。

我一方面深刻感受到病人真實的痛苦與不舒服，需要有人傾聽、呵護、陪伴與愛，他們不要再被漠視所有發生在他們身上的一切。家屬需要的也不是真的有人幫他們出什麼意見（因為意見從來沒有少過），他們需要的也是傾聽、關懷支持與整理心情，好讓他們有能量繼續照顧他們的親人，也有能力去面對沒有親人後的日子。

然而，衝突的另一面是，醫師、護理人員、義工仰首昂頸的盼望所有轉介給我的病人及家屬，能被我神奇的魔法處理成不畏懼死亡、不再悲傷、不再矛盾、不再憤怒，並對專業人員給的意見樂於接受。就像開個處方單，一切問題都可迎刃而解。

在要求迅速、績效的後遺症下，團隊人員會一次次的經歷無力感，這是必然的結果，因為臨終病人的疾病與威脅、家屬的重擔與壓力並不是三兩次會談後，一切煙消雲散。舊的問題不會消失，新的問題還是湧現。

無力感所帶來的難受，令人想排斥，總是想歸因是誰的無能造成的，所以我不知被多少不理解的人視為沒有能力改變病人問題的社工師。

我問心無愧。我看重自己的專業，但我不允許自己以侵入者、強勢者、控制者去處理病人、家屬的問題。我也不願意病人、家屬因住院而喪失被尊重及保有隱私的權利。他們也不需被視為一個個沒有能力處理問題的個體、一個個需要被處理的問題。

因為台灣社會在人我界線方面，缺乏了解及學習，即使是醫療場域，也常見醫護人員過度的投下情感又徹底的收回，讓病人、家屬有不安全及莫名其妙的感覺，同時，醫護人員自己也經歷過度的能量支出，及情感受傷。

這並不是我認為好的照顧態度。我所認為的照顧態度是讓臨終病人、家屬不懼於表達自己，即使表達出負面情緒，他們依舊能體會到真誠穩定的關心與重視。他們是值得被尊重，因為他們是完整的個人，有權提出任何的想法、感受與需求。他們需要的絕非照著別人的想法去過剩餘的日子，他們也不需要被貼上一堆判斷標籤。若有人給予足夠的時間去專注聆聽他的體會、感受，並願意分擔心靈的痛苦，肯定他的存在，這將能讓他自己理出對待自我的頭緒。

承受不起病人的擔心、焦慮、沉悶，將使專業人員陷入給鎮靜劑讓他反覆沉睡，就是對他最好的迷思。那無疑是否定他身為人類有思考、有情感，及有表達的權利。

我的心靈必須夠強壯，才能堅定自己的信念，創造自己對臨終關懷的文化與出路。或許這與塑造一時的主流文化不盡相同，卻是我照顧病人與家屬獨特的領會。

在對立面的衝突中生存，漸漸地，我發現維護自己最好的方法，就是學習照顧好自己。讓自己心靈隨時能退後一步，擁有觀看全局的視野。甚至能在內在移動自己的角度及位置，不僅看看系統中的各個變化及動力，也看看自己內在發生的思路與感受。即使自己有了真實的憤怒與悲傷，都不企圖否認它，或認為有了它們是件羞愧的事。

我必須也讓自己學習成為完整的人，一個能完整呈現、能安身立命的人，而不是汲汲追求功成名就，或一個不敗的強人。

我的心因為臨終關懷的工作而越顯清澈。我很清楚自己能堅持在臨終關懷路上，是因著自己的委身：成為上帝眼中的甘霖，能夠滋潤人心，也能夠滋潤自己。

從事愛的實踐者，若自身處在充滿敵意、競爭、貶抑、恥辱謾罵的生活中，愛的動力遲早要枯竭。愛的付出與收取若極端失衡，將使生命關懷之路很難持續。

我期待為自己找到一條路，在助人與生命關懷的工作中安身立命，並且不忽略照顧自己的感受，樂於花時間去發覺愛與感動的體驗！

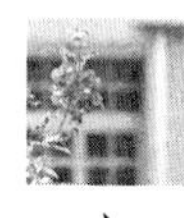

生命再回首

助人工作，並不是一件容易的工作，要耗費的情緒能量不是一般人際互動中所能想像的。曾經有不熟知「心理師」這門專業工作的人帶著戲謔口吻說：「你的工作很好耶！很輕鬆啊，真好，人家拿錢來聽你說話，你也只要動動口，不跑不動，就有錢賺。」

對於這種失去尊重，也無意了解我工作甘苦的人，他的主觀豈是我三言兩語能去改變或調動的？對於這樣的情況，我就保持沉默，無意花費更多能量在口舌上辯論較勁。

當然，也有些人，當他真的嘗試過關心人的困擾及傾聽他人的問題，他就會有些了解的說：「啊！你的工作很不容易。」

我開始轉職進入諮商心理師工作後，接觸的生命，大多是經歷重大喪慟及多重失落的人，他們的生命是一種被命運撞擊得四分五裂的情況，也常承受著、忍受著不為他人所知的巨大痛苦。他們的經歷常是一般生活世界的人不忍直視，也不敢聆聽的遭遇，有殘忍性、有創傷性、有傷害性。

一般人聽到他們一開頭，或一瞧見他們的哀慟悲傷，就想趕快抹去，趕快消音，甚至有些人乾脆希望他們消失，不要再出現在他們眼前。他們被折磨及反覆受苦的經歷不是這個只宣揚成功光彩、強調正向快樂的社會願意同在與陪伴的。

他們來到我面前，我與他們相會，我不會美化說，陪伴他們一點兒都不沉重、不累。常常他們一轉身離開，我能量耗盡的只能癱坐在我的椅子上，一點也沒有能量為自己做點能讓自己舒服的事，諸如：喝茶、呼吸、走走、接觸自我。只能讓自己放空，慢慢沉澱。

有時候，一些當事人的喪慟經歷過於殘忍，過程也令人驚心動魄，他們崩潰的情緒情有可原，但陪伴他們的我，為了保持關注及承接，深受他們情緒感染的我，總在他們離開後，

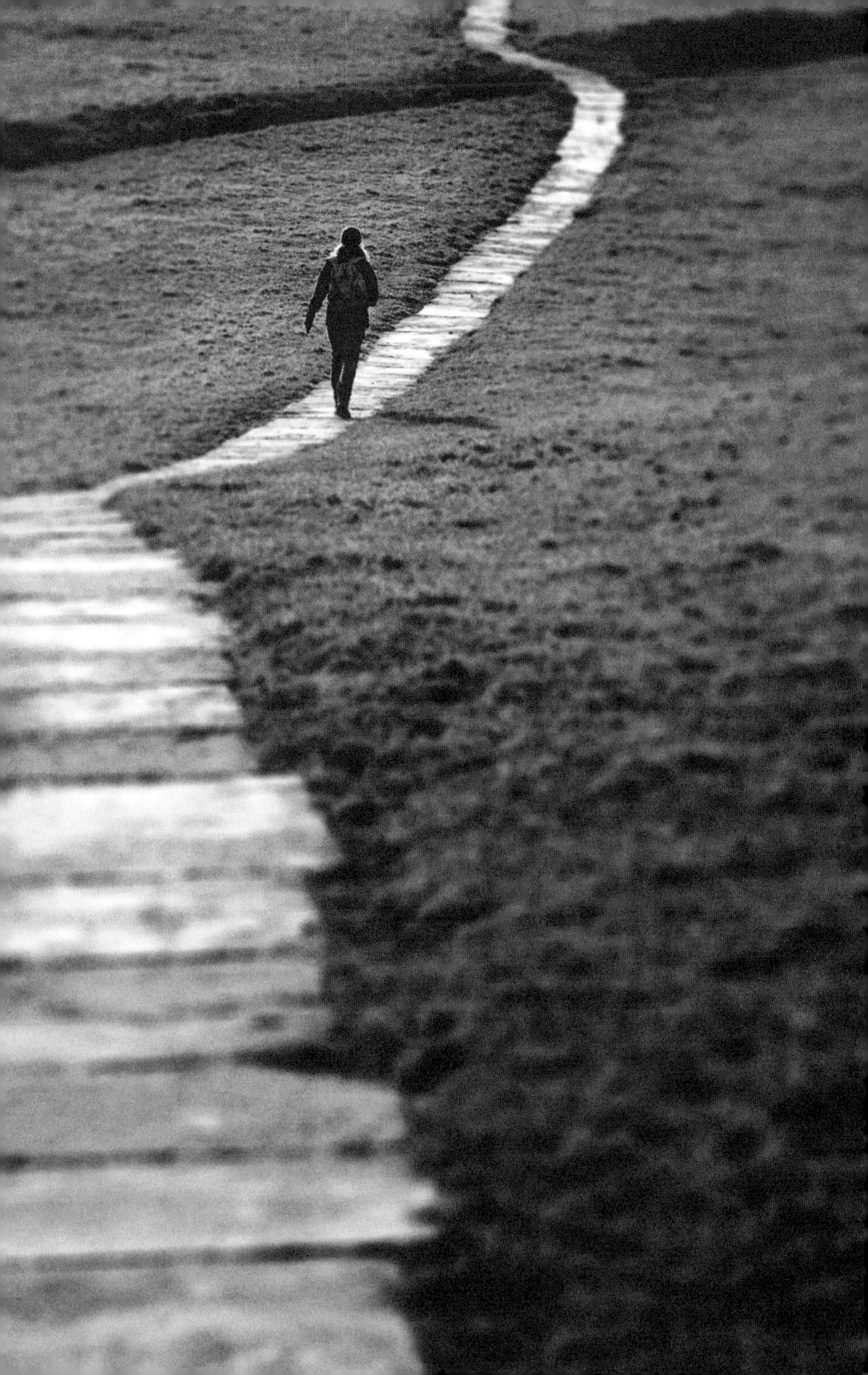

才出現不少身體不適症狀，有時候，那情緒太強烈與太悲痛，我必須停頓一些時間，讓自己也好好讓自己感受到的情緒有個宣洩及引流。

我這幾年在不同地區教授與分享悲傷諮商專業工作，我常告訴學員，若這樣的一份工作是輕鬆或簡易的，那何以沒有大量的人願意投入？如果接觸失落悲傷那麼輕易，為什麼我們大多數的人都怕說出自己的失落悲傷，也怕去碰觸。

就因為接觸失落悲傷的歷程，往往有大量的渾沌、失序、停頓、沉重、痛苦和黑暗，不容易見到光和希望，更常常感到迷失方向不知所措，更多的是，那是一種處在黑暗隧道的感覺，如果你不熟悉黑暗隧道，也害怕進入隧道遇到危險的不安全感，你就無法真的深入其中，只能在洞外大喊大叫，卻仍是對洞裡的情況一無所知，也對裡頭的人一籌莫展。

死亡及失落悲傷的陪伴工作，都無法提供你主流價值標定的成就及成功，也無法滿足你生存被長期要求和期待所亟需的價值感。但是你會感受到自己是有信念的人，甚至是有信仰的人。信念與信仰，都不是存而可見的，但你會深深知道信念與信仰存在，因為它們引領你，成為你的方向和依靠，也是你的力量及心靈修復力來源。

我愛這一份接觸生命的工作，與人同在的工作。雖然無法獲得成就感，卻讓我如實的感受生命、領會生命。在人與人深沉而真實的相遇中，我看見生命真情實意的展現，也發覺生命在逆境中的生命力和成長的潛能。

正因為愛這一份工作，我也願意學習守護我自己，不以過度付出犧牲了自己的生命品質。因為當我沒有好的生命品質時，我給出去的能量將是低落的，同時在接觸的過程，可能會將我們兩方都困住鎖死。這樣的狀態，我們都不是與愛同在，讓愛在我們當中發生，而是以悲苦在一起，久了之後，只剩更多耗弱及絕望。

護持自己是我認為的重要學習，同時是一個專業助人者的自我責任。如果我們連自己都不善待，又怎能真的善待其他生命？如果我們連愛自己都顯困難，又怎麼真的影響當事人愛自己呢？

力量

大多數的人不願意接受情緒的產生，視情緒為不好，一旦面對情緒起伏大且複雜的病人及家屬時，對情緒感受的狹隘看法，便有否定病人、家屬感受的可能，甚至視其為不正常。

常常有人問：「你鼓勵接納情緒、面對情緒，要是陷入難以自拔的漩渦中，怎麼辦？要是爬不起來怎麼辦？」

我常感受到人的極端性。似乎人生裡就只有兩種選擇，是與非、對與錯、白與黑。許多時候我們不能接受共存。曾經，我的一位好友，投入癌症關懷社會工作領域，與我分享人生裡的共存，她說：喜樂與痛苦是可以共存的，一位病人受盡癌症的痛苦，卻也可以為著兒子考進博士班而欣喜若狂。喜樂與痛苦常是共同擁有的。

世間有一部分的人，一心認定自己的人生奇苦無比，只因為他們沒有擁有完全快樂無憂的日子。既然季節、氣候、天色都是千變萬化，人生更沒有道理只有一種樣貌。

人心也如此。人可能同時擁有七情六慾、五味雜陳，可能感受到疲累卻感受到成就；可能感受到難過又感受到喜悅。面對情緒時，或許你因跌到谷底而感到挫敗，卻能在一步步往上爬時，體會到成長的喜悅。

接納情緒的意義是誠實面對情緒為何而來，不漠視情緒也是需要照顧的，學習處理對自己來說是困難的情緒。

大多數的人不願意接受情緒的產生，視情緒為不好，一旦面對情緒起伏大且複雜的病人及家屬時，對情緒感受的狹隘看法，便有否定病人、家屬感受的可能，甚至視其為不正常。

我一直誠實貼近自我的情緒感受，試著探索、了解、觀心，這是因為我需要掌握自己的情緒停留在什麼情況，不願情緒掌控我，而是讓情緒幫助我恢復身心的健全。一旦我產生情緒，我用時間與心力去感受，觀察內心的想法，嘗試找到出口，讓自己的情緒得到化解、安穩。自由自在的表達情緒，肯定自我情緒的存在，以自我疼惜接納擁抱，能避免讓我們內外不一致、傷害人際關係，或者如滾雪球般的擴大情緒。

處理情緒，需要力量從旁協助，我發現許多奇妙的力量，它們並非特殊，卻常被遺忘或鄙棄。我使用著這些力量，讓自己衍生更多的能量去面對情緒的挑戰，同時尋找安靜的力量、柔軟的力量，去學習寬恕與改變。

◎分享的力量

和一些能理解你、能體會你感受的人分享情緒與想法。聽得懂在你內心深處的需求，這個人必能帶給你溫柔的滋潤。沒有擔憂、沒有壓力、沒有批判的分享，將幫助你誠實聽到內心的聲音、接近自己真實的面貌。

這個人可能是你的家人、朋友，也可能是一位專業的心理諮商人員。無論如何這個對象是令你信任的、安心的、願意傾聽、願意陪伴的。

◎話語的力量

話語所能帶給人的力量，遠超出人所想像的，既能毀壞心靈，也能鞏固心靈。許多時候，我們落入無法跨越的情緒，覺得自己糟透了，若此時心中出現的話語是：「我太笨了。」「我搞砸了。」「這世界真不值得活著。」那麼自然而然，生命的能量在瞬間就會消耗殆盡。

若心中出現的話語是一直支撐自己接受挑戰、尋找內在安穩的力量與鼓勵，那麼它必能將自己的生命能量向上提升。

生活是一連串的選擇、挑戰、機會構成，總會遇到挫折、委屈、難受與生氣。這個過程需要的是適時浮現許多有力的話語：「受苦了、委屈了。」「我的生命會因此而得到豐富、擴充。」「接受目前的限制，創造下次的突破。」「我正走向心靈痊癒。」

人的思想、人格，存在著善與惡、超我與真我的搏鬥，嘉言美語可以讓黑暗幽谷灑進一些陽光，而憶起有陽光的日子。

◎信仰的力量

神的愛一直是我面對每一個困難、每一個低潮的力量，因為這份安穩的力量，我不至於落入偏執。我在內心安放神的話語、堅信神的主權與憐憫，不強以信仰，合理解釋人生境遇，學習以信仰承載人生境遇。

信仰讓人了解自己的軟弱、無助、有限，信仰讓人如沐春風，倍感溫暖。即使世人看低、恥笑、辱罵，神卻從不看低、看輕生命。

信仰裡的禱告、讀經、分享皆是力量，乃是讓神的靈在內心流竄，使生命因親近主，靈魂得著痊癒，得以安然。

◎文字的力量

一些說中心窩話的書籍、一些能撫慰受創心靈的心理成長書，不僅給人新的觀點，也讓人不感威脅的誠實面對自己。

書籍的奧妙，在於千萬文字中，或許有一句話、在某一時刻使你獲得幫助、得著力量。書籍的文字有著人們的回憶、人們的經驗、人們的奮鬥、人們的成長，藉著這些閱讀，心有了機會探一探外邊的世界，不再感到孤單、寂寞，或者不被了解。

◎創作的力量

創作是人獲取價值與成就的來源。創作的過程讓人盡情表達、展現，創作的結果讓人紀念曾經有過的日子和時刻。無論是文字創作、美術創作、音樂創作、手工藝創作，無需經過太多言語的表達，卻能引發心與心的共鳴。

創作裡的創意，能再一次讓你感受到自己獨一無二的價值。

◎微笑的力量

並非是用微笑強迫自己快樂，或掩飾自己的情緒。而是用微笑鼓勵自己，相信苦難不是終點、悲痛不是永遠，用微笑替自己打打氣，體會自己的嘴角往上揚，似乎心情也能往上揚一些。

◎愛的力量

因為深刻感受過愛，所以相信愛能彌補缺憾、不完美。愛無比可貴，人的心若保有愛，就能保有體諒、溫柔、憐憫與付出。

愛使人的心宛如置身天堂，即使環境壓迫、悲傷、沉重，還是相信生命的美好；願意在心中開出花朵，讓人聞到花的芬芳。

愛，並非是一味的期盼別人的付出與關心，愛包括能愛自己、愛周圍的人、愛需要關懷的人。許多人視愛為虛空、荒蕪、傻，不只是因為未體會過愛，甚至也沒有愛過自己。在愛中活過的人，會知道愛的面貌，會知道真愛的力量。

◎親近的力量

與信任的人親近，感受到從人而來的溫暖、疼惜、呵護，是人類共同的需求。孤獨與隔離會讓自己更不習慣接觸人群、更想逃開人群。

我有一些非常懂我的朋友，在失意時、沮喪時、失望時，這些朋友能聽我、陪我，沒有過多的是非判斷、分析解釋。

親近，不怕遭受傷害，是十分美麗的時刻。

◎音樂的力量

動人心弦的優美音樂，能讓人釋放大量情感，或哭或放鬆，都是讓內在安靜的力量。

我愛聽充滿愛與盼望的聖樂；愛聽充滿安慰與勉勵的福音詩歌；愛聽單純柔和的心靈音樂；愛聽輕鬆愉悅的爵士曲風；愛聽能激盪創作並貼近感受的歌曲。

音樂，讓人與美麗的世界碰觸到。

◎運動的力量

說運動，是令人慚愧的，自己一直沒有養成運動的好習慣。但運動真的能給人健康的感覺，四肢有運動、身體有運動，大腦也跟著運動，集中心力的做著運動，暫時讓自己的情緒歸零，此時此刻就只想把體力耗盡，努力跟著跳舞機的指示運動，或者在游泳池學習著憋氣、吐氣與打水。

◎溝通的力量

溝通是一項學問，與想迴避的人溝通更是一項學問。人與人之間的關係好壞，一直有因果性、互動性。若互動的感覺不好，許多時候我們會放棄溝通、逃避溝通。

我開始學習使用溝通的力量，讓自己能盡情表達，也能盡情聆聽。若溝通能順暢，沒有似是而非、曖昧不明、內外不一致，溝通其實是非常具有復原力量的。在溝通中獲得尊重、在溝通中闡明界限、在溝通中了解彼此，溝通提升了生命動力。當人拒絕溝通，就等於拒絕接觸、拒絕生命的活力。

我喜愛發掘力量；鞏固心與靈的力量。生活隨時都需要力量：善的力量、好的力量、安穩的力量、滿足的力量，這些力量幫助自己度過層層關卡，不以迎接情緒的挑戰為苦。

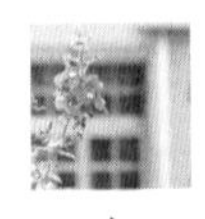

生命再回首

如今再回看這些力量的來源，我不禁會心一笑。這些獲取滋養及力量的方法，直到如今不僅還伴著我，同時讓我有更深刻的體驗，更能讓這些滋養的力量深植於內在。

我們活在人世，有許多的承擔，也有許多必須回應的期待，我們可能都過度的期待自己必須要做到沒有批評、零失誤，並且一直保持在高度能量中，不嫌累也不感覺到累。

這種對自己的嚴苛及近於無情，是來自於高理想的自我期待。但這並非真實。或許年輕時的我們，感受不到太多因為能量耗出而產生的虛弱與疲憊，但隨著生命體能的下降，背負的責任及壓力增多，慢性疲勞和長期倦怠是許多人不得不面對到的現實處境。

身體不斷在提醒我們，人是有限的，自己是有限的，生命是有階段的。我們無法永遠當炙熱的太陽，日正當中。隨著生命的前進，我們慢慢體會到生命如太陽，日漸西落。總有一刻，在生命最後的黃昏餘暉之後，我們的生命能量會緩緩靜靜的沉入海平面之下。

就因為身體功能有使用期限，體能也會退化，人才能在中年之後，開始聚焦追尋心靈精神層面的能量。雖然精神能量也會消耗殆盡，但卻能在穩定的修持下，修復我們內在，在深沉的寧靜中，安穩自己。

我這幾年特別專注在「安靜」的練習，透過緩慢的呼吸，沉靜自己，讓自己可以安在呼吸的當下，不再仰賴大腦不斷去想事情，來迴避與自己的存在連結。僅僅是安靜，呼吸，靜止於當下，對於內在，甚至對於大腦，都是很好的修復。

當我們能好好修復自己，關照自己，允許自己可以單單與自己同在，並以愛滋養自己、欣賞自己，肯定自己，你會發現，一種奇妙的力量會在無形中散發在你的內在，讓你不再感受到生命的虛空，和匱乏。因為，你有自己，與自己如實的同在。

我的夢，我的成長

我懊惱不已的哭泣，心痛得難以言喻，我一次又一次的說著：「來不及了，來不及了，我見不到爸爸最後一面了，來不及了。」

夢，是一面明鏡，反映我心靈深處的渴望與脆弱。

臨終關懷的工作，讓我的夢成為我不可或缺的好夥伴。我本來就挺會做夢，卻沒想到安寧病房發生的點點滴滴，不斷邀我正視自己內心的恐懼、遺憾、疑惑，並且藉著夢的編織與顯現，讓自己有所啟發、領悟與突破。

看盡人生的苦難，難免會反射回自己的身上，夢到自己罹患癌症是夢裡常上演的劇情。乳癌、腦瘤、胃癌，幾乎都夢過。有人分析說我工作壓力大，我倒認為是因我希望了解病人的主觀世界、體會他們的感受，而讓自己做了這些夢。

在夢裡，我驚訝、灰心、痛苦、不捨、無助，真實度讓我醒後仍覺胸口悶、喉嚨緊、呼吸急促。

這些夢讓我對於人性有所體會，但真正令我震撼、驚訝、無法遺忘的是兩個夢。其中一個夢，我是已死的人。另一個夢則是已在醫院工作的我，急著回屏東見父親最後一面。這兩個夢的詭異、奧妙、超出現實卻又反映現實，對我而言無疑是一種啟示。

死亡是怎麼回事呢？

夢境中的我在病床上，已毫無氣息、心跳、脈搏，但我清楚的聽到醫師宣布我死亡，接下來，護理人員開始為我清潔、更衣。

更衣的過程，我感覺到有人翻動我的身體，忙著為我迅速脫卸衣服、穿上另一套乾淨的便服。我甚至可以清楚的聽到工作人員的談話：快、快。翻過來。這邊先穿，再翻過去。

我被翻動得極不舒服，手腳被旋轉來、旋轉去。這種不被尊重、不被小心呵護軀體的態度，引發我極度的痛苦及憤怒。我想要喊出來、想要掙脫這種束縛，然而，我的吶喊只能在體內，因為我是一個死了的人，我已失去一個活著的人可以有的權利與尊重。

我體內的靈魂開始哭泣、一直哭泣。我知道自己已是死了的人，我再怎麼喊、怎麼說都沒有用了。

正當我為著這最後的痛苦而掙扎時，突然我醒了，在另一個地方沉睡的我醒了過來，我完完全全沒有病痛，沒有痛苦。那個地方鳥語花香、陽光普照，有著潺潺流水。

我喘了一口氣，我慶幸我醒過來了。原來人生是一場夢，人生的結束讓在另一個世界的我甦醒過來。我感覺到自己的輕鬆、自由與喜悅。

在這滿足、安心的氣氛中，我被人世間的鬧鐘聲吵醒。

我從床上坐起來，腦子一片空白。如果死亡猶如另一個世界的我睡醒一般，既沒有痛苦，也沒有恐怖，那感覺實在太美好。但是，我還有對人間的依戀，我尚需一些時間告別人間；我仍是渴望在人世這場夢裡，盡情體會各種滋味，盡情地體驗各種階段的挑戰與成長。

這個夢真實的讓我領會到死亡不是結束、死亡是另一個開始，並讓我對於如何善待死者的遺體有很深的感觸。

安寧療護強調尊重、維護病人的尊嚴和身心，在病人死亡以後，我們期待仍然相同的對待。這個夢再次提醒我，死亡時刻，或許靈魂尚未離開軀殼，或許還在周圍留戀，無論如何，溫柔的對待身體，並且輕聲說些話語告知死者：「我們將會搬動或者翻動身體，請放心與忍耐一下。」將能安慰靈魂，讓即將歸去的靈魂感受到一致的愛與價值。

第二個重要的夢，是關於我的父親。

父親突然的離世，帶給我莫大的悲傷與遺憾，因為那是發生在一個我無能為力的年紀。

如今當我在病房裡看見和我年紀差不多的家屬，照顧著他們年邁臥床的父親時，我的心中便會悄悄地竄起一陣心酸，心裡想著，若父親現在才臨終，他是不是能走得較不寂寞、較安心？而我是不是就能減去許多沒有陪伴他的遺憾、沒有機會表達愛的自責？

我的遺憾被自己放在心裡的地窖，我很害怕碰觸，因為我不知道翻動它是好是壞。我的心裡一直沒有準備好去探一探究竟。直到我做了這個夢，我才知道我在意著……

夢境中的我，正是我真實的身分：安寧病房社工師。

我在工作的醫院得知屏東的父親病危的消息，心急如焚的我一面辦理休假手續，一面打電話訂機票與機位。

我相當緊張，我想快點回到父親的身邊，我不斷地告訴自己：我一定要回去，我有太多話、太多的愛想說給父親知道。我要回去見他最後一面。

可是，所有的事情一直都不順利，我無法請假，也訂不到機位，甚至找不到幫我處理這些事的人。

時間不停地過去，我既焦急又無助，到了深夜，我確定無班機可以返回屏東，我跌坐在地上，無法抑制的哀傷遍滿了我的身體、心理、靈魂，我懊惱不已的哭泣，心痛得難以言喻，我一次又一次的說著：「來不及了，來不及了，我見不到爸爸最後一面了，來不及了。」

我的心底湧出一股痛，像被挖掘出心臟般的撕裂感，我的哭聲從心裡發出，我大哭，用盡心力的大哭。

直到我的耳聽聞到自己劇烈的哭聲，我才從夢中醒來。我的臉上流滿淚水，心口疼痛難耐，我勉強坐起來，在黑暗中啜泣著。

住在我心裡那位悲傷、孤單、寂寞的小女孩，不知道她花多久的時間、花多少的力量才能從地窖裡向我呼喊，請我看看她、撫摸她、安慰她。我忽略她太久，甚至以為她不在我心裡，以為這一切對我來說沒有任何影響。

是我有能力照顧她了嗎？不然，我怎能有機會與她相遇？

我終究是無法回去見父親最後一面，即使在無所不能的夢中，我依然沒有這個機會。

這個夢是為了讓我完成這個心願嗎？我想更重要的意義是讓我有勇氣去面對失去父親的自己；無法擁有父親對我的寵愛、無法再回到父親身邊。

我真的渴望對父親訴說我的想念與愛，我也渴望聽到他對我說，他想念我與愛我。但這一切無法重新來過，我內心強大的失落感是真實存在的，也是現實人生的面貌。

失去所擁有的悲傷感受真的需要再擁有才能釋懷嗎？內心悲傷的女孩告訴我，我們都知道無法再擁有，人世間有許多的事一旦失去就喚不回來。失去的痛要的是撫慰、是呵護、是接納，是不漠視，這就是傷口需要的敷料，細心更換敷料，傷口便能生長出新的組織，也許有疤痕，卻不會再痛。

我深深覺得，失落確實是人生裡巨大的缺口，但就算是不圓滿的生命，依然能創造出它的美。

欣賞失落的生命是我的人生重大的突破。

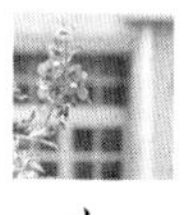

生命再回首

夢，不僅開啟了我療癒內在傷痛的通道，更引導我走向以夢和生命相會，聆聽人的夢來陪伴他透過夢更多的接觸真實自我。

我研讀碩士時，以自身夢見「想見父親最後一面」的夢境，探討了「非預期喪親者夢見已故親人的經驗」，透過敘說研究的方法，我對於喪慟夢更有領會，也更能進一步的連結失喪者的內心世界所進行的失落悲傷適應歷程。

幸運的，我更從關注喪慟夢開始，推及到關注人一般生活中，會有的夢境主題。並有機會向我在馬偕紀念醫院協談中心擔任諮商心理師時期的主任——王榮義牧師討教許多釋夢的原理和夢境中的心理機制。因此，我不只更加勤於記錄和詮釋我自己的夢，也更多的推廣對夢的認識及了解，來鼓勵人不要浪費夢，而是藉由夢更誠實的面對真實我。

如今回看，深深覺得不可思議，意外的夢境，意外的走向對夢的研究及探討，意外的走向以夢接觸生命的歷程。

生命看似偶然的事，或許，從來不是偶然，而是有其意義的生命安排。只是，我們需要時間走過人生，好讓一切的意義得以揭曉。

說再見時，還是要微笑

我火化之後的骨灰，若海洋有我容身之處，請將我葬於海洋之中。若不符合環保，就讓我葬於土地之中，並讓我孕育一顆樹苗的成長。

看重生死，是要自己珍惜生命，也重視死亡的到來。沒有止盡的認為自己活越久越好，是另一種荒廢生命的想法。這代表我們不用思考生死問題，生命的來與去都沒有任何意義。

不知從何時開始，我發現四周活得好好的人並沒有感受到生命的美好，而躺在病床上的臨終病人卻感嘆著自己已沒有機會去感受生命的美好。

這樣的矛盾性，讓自己有機會去重新建構自己的生命觀與死亡觀，若是死亡臨到我，我要留下什麼給我的親人、朋友與認識我的人。何種方式的告別是我所喜歡的？我又能如何留下我的愛與祝福？

我想我不適合將告別式搞得太嚴肅，也不希望有冗長的歌功頌德，這些都令我坐立難安，如果我的靈魂可以參與其中，我倒希望熟識我的人就聚在一起聊聊過去我們一起共度的那些日子，可能是一起痛笑過、一起發飆過、吵架過、搞笑過，或者說說我所發生的趣事與糗事、不簡單的事與堅持的事。

我的靈魂可能會感動得流下淚來，卻不會賴著不走。我雖然未親眼見過天國的美好，卻有信心相信天國的美好。

我一直有整理相片的習慣，從小到大、任何時刻的留影，我按照時間的排序著，若我有時間準備告別，我將挑選出珍貴時期的照片，寫下我回首翻閱的感想，編輯成我的故事在告別式中放映。若我走得突然，我所愛的親人，請您們為我完成吧！

請接納我很想將訃聞設計成有粉藍色天空與朵朵白雲的封面，上面印有天國新入民的字樣。雖然我們都知道天國不代表真的在層層的雲海間，但天空的溫和與柔美實在令我心曠神怡。

我火化之後的骨灰，若海洋有我容身之處，請將我葬於海洋之中。若不符合環保，就讓我葬於土地之中，並讓我孕育一棵樹苗的成長。

我不需葬於有形的墓地中或安放在某塔中，我想回歸於塵土、回歸於自然，並存在於愛我的人心中。當他心裡想念我時，我溫暖的言語與豐富的愛便能在他心靈出現，像雲貼近天空般的自然。

我生活中喜歡吟唱詩歌。在我告別的時刻，請為我吟唱：〈天下萬般都有它的時〉、聖詩二八七首〈救主我愛就你〉、〈送你一對翅膀〉。

這些樂聲將使我帶著滿滿的愛啟程到另一個世界。雖然要和這個世界說再見，但我還是會微笑，讓你們知道我此生了無遺憾。

而我所能留下的禮物是：我們共有的回憶與我的感謝。

我想，生命或許能有時間告別，或許沒有，無論如何，我相信上帝會安排一條我所適合的路，讓我前往，在那一刻之前，我願意沉浸於世間的美好；去享受愛與被愛。

生命再回首

生命的告別為什麼一定要繁複冗長？生命的告別為什麼一定要制式化和充斥規範？為什麼人不能先預先規劃人生落幕的方式？我們想如何的走下人生的舞台，又想如何的和夥伴說再見，這不是也該有每個生命獨特的風格嗎？

我常聽到喪親者說到處理告別式的經歷，當中有許多被環境其他人要求的禮節，不論多做少做都有人有閒話說。而為了張羅告別式的前前後後，裡裡外外，喪親者根本無法真實的感受到自己的悲傷，甚至感受不到自己的感受。而故人閱歷都有公共樣板，明明說的是自己的親人，卻覺得怎麼聽都不真實，或誇張。

人在世，無法活得真實，就連離開的時刻，也是要在乎社會、人際的評價及看法，讓人感慨，卻是不得不接受的既定俗成。

我經歷了生命的歷練，也看過許多生死故事之後，我原先對於告別式的想法也有些微更動。

如果，有一天生命說再見的時刻來臨，就以骨灰種植一棵我所愛的櫻花樹，象徵我的生命孕育出另一生命，豐厚大地的想法，仍是沒變；或是將我的骨灰揮撒在寧靜海面上，隨著風帶我飛向世界各地，象徵我的愛留在這世界。這樣就好。

而告別式，對於公開的葬禮及儀式，我也覺得沒這必要。倒是若可以，不太干擾其他人，我希望有機會開放我的故居一星期，給一些認識我，或僅有幾面之緣的朋友，來我的故居看看我的生活，看看我這個人生前是過著什麼風格的日子；投入了什麼、鑽研了什麼、興趣是什麼。如果，朋友來追悼，想帶走一件我所收藏、所擁有的物品，請帶走吧！也許這樣比送一條毛巾、送一盒餐點更有意義。

不論未來是否能如此實現我希望的說再見方式，但有一件事，我相信是不變的，就是因為人生這一趟的愛與被愛，我經驗到生命的美好，也經歷過苦痛，無論是美好或苦痛，都成就了我生命的完整，讓我的生命圖像更顯層次豐富，也更為獨特。

對於仍在人世的人，我將帶著祝福及感謝告別，相信我們相遇的記憶都在我們彼此心中回想、回味、迴盪。

但是我希望，不要去叨擾那些匆忙的人來悼念我。我只希望，若最後有一個星期的悼念時間，能和真正將心帶來的人，有最後溫暖的相聚，然後道聲珍重別離。

那時，我的靈魂將會在你耳邊以風聲輕聲對你說著：我先走了，在世的你，請帶著我的祝福，繼續過完你美好的一生。謝謝你給過我愛與包容，謝謝你給過我的鼓勵與幫助。在這別離時刻，我知道我們仍有不捨，也因別離而忍不住哀傷，這是來自我們都曾真心付出過愛，也彼此相愛。我相信，這一份愛是永恆的。是當你在心中想起我們的相遇以及過往的記憶時，你的內心便會再次感受到在那些回憶中，我們是如此靠近與信任。雖然我先行離去，願這份愛，繼續在你心中溫暖你，陪伴你走完你生命的往後旅程。

愛的工作，不能停止

太多的人帶著驕傲與同情來面對病人，卻渾然不知每個病人其實都是自己生命的勇者及智者，用他們的苦難再次經歷真實人生，也提醒人們愛的真諦與生命的意義。

夏至的週休二日，應邀至一處道場，擔任一個探討社會議題的座談會來賓。此次主題是安寧療護對社會的幫助何在。

籌備人經過他人輾轉的介紹，找到我這位安寧病房的臨床社工師，作為專業人員的代表，另外還有從事安寧療護靈性關懷的法師和一位常做助念義工的師姐。我告訴籌備人，我服務的醫院是基督教醫院且我是基督徒是否適合前往。籌備人十分歡喜的說：「歡迎，我們可以聽聽不同宗教信仰的服務理念。」

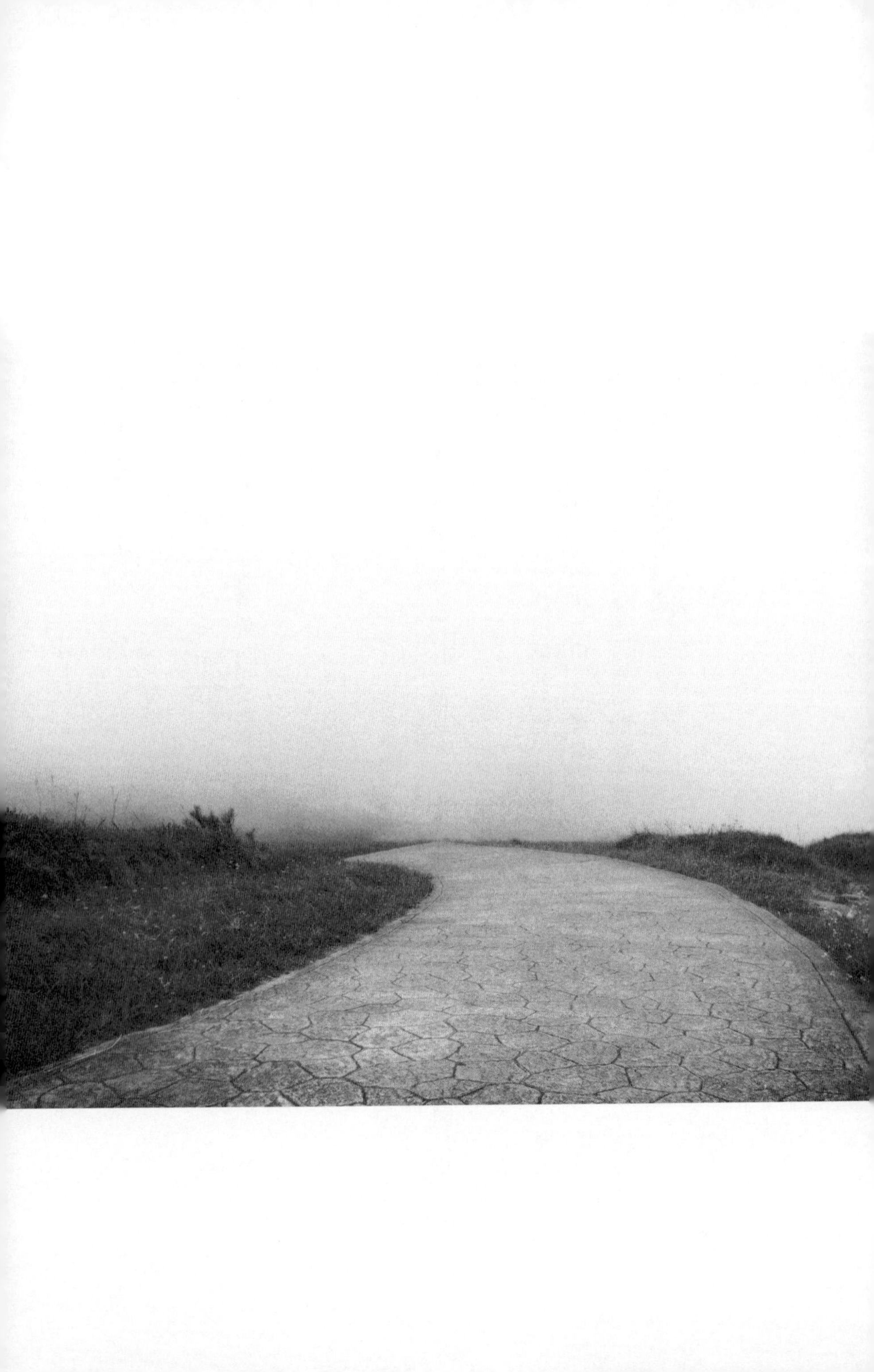

答應之後，告訴同事自己將前往佛教團體一事，同事並無特定宗教信仰，便驚奇說：「你怎會去佛教團體？基督教與佛教不是對立的嗎？」

我頑皮的說：「我去宣揚福音。」

事實上，我這趟去無關是否為宗教備戰，想到的是如何把正確對待臨終病人及其家庭的態度告訴更多社會民眾。既然佛教人也是社會中的一分子，身為社會工作者，說什麼也不能把佛教徒摒除在社會之外。

座談會當天一早，搭乘捷運前往時，擔心害怕的心情突然啟動了，開始想，從來沒進過道場，會不會不習慣？會不會需要跪坐？實在不解哪來的勇氣把自己投入在一個完全陌生的環境中。

終於抵達道場，迎面而來的有許多會眾和修行人，每個人都雙手合掌彎腰鞠躬：「阿彌陀佛。」平常講慣「平安」的我還真是不習慣，只能點頭打招呼。

道場的擺飾十分恬靜，到裡頭的人好像都分外客氣。籌備人與我見著面十分親切，直說我勇氣十足，竟敢單槍匹馬赴異邦，後來才知曾有位師父走進基督教書房，被櫃檯人員嚷嚷「魔鬼來了！」

我並不訝異，因為我知道的確有會發生這樣對立性的場面。

座談會開始是三位來賓自我介紹並講述自己的工作及角色、功能。等到做助念義工的師姐敘述她面對一位患病十九年的臨終病人，覺得一家人被其拖垮，非常可憐而對病人說冤親債主已還夠久了，可以準備往生了。病人果然在數天後過世了，言下之意是表明自己宗教的一番話語讓病人放下了。

坐一旁的師父回應說，不要對臨終病人說冤親債主的話，病人聽了會很難過。我也補充說許多的疾病其實沒有原因，債主還債論是我們旁人安慰自己的話，因為我們思想太有限而想找些理由讓自己可以解釋苦難的發生。好的安慰是，病人及家屬他們所接受的安慰，因此我們要體會的是他們的經歷，而不是說許多會成為他們心理負擔的言語。

此話一說可不得了，我開始被說，因為是基督徒，當然不信有冤親債主論，但不代表佛教說的是錯的。分享的師姐聲音也越來越大聲的說：「這些都是師父訓示的經書經文，我們應該這麼做，這麼說，可以讓死者莊嚴，是莊嚴，若你們說，就只會說是，漂亮。」聽起來是一陣挑釁，話語的內容雖然好似平靜，聲音卻越來越堅定，不容我有任何的質疑。

我無意為自己的信仰背水一戰，這並非此行的目的，我轉變話題說：「靈性關顧不代表宗教關顧，靈性的層級更高，人雖然沒有宗教，但一樣會有靈性的需要。靈性需求是肯定自身生命的存在，相信一生的完成是發揮生命光輝到極致。每個人需要把握生命、珍惜生命，為自己想要實現的生命意義付出實行，帶著無憾、愛、平靜、滿足告別這個人間。」

後來那位師姐仍然告訴在場者，如何教臨終者念經，不要哭、不要碰臨終者，專心念經。顯然我和她的話題是沒有交集點了，我只能多在安寧療護的理念及如何照顧病人的社會心理方面加以宣導。

座談會結束後，許多師兄師姐過來和我致意，希望我不要在意剛剛發生的事，並和我暢談我的照顧經驗與台灣的安寧療護發展。

只是走出了道場，心裡還是有些感慨，記得我曾經至教會宣導安寧療護時，被台下的姊妹質疑基督教的安寧病房怎麼可以接受病人在病房使用其他宗教儀式，無論我怎麼解釋基於尊重與病人的平安需要，都無法被她接受，幸得一位牧師解圍。如今，我至道場宣講臨終關懷及遺族輔導，一樣遭受宗教教義的質疑。

心裡的滋味當然並不好受，我想任誰也不想得罪人，但我既然委身在安寧療護、臨終關懷的路上，為病人及家屬維護他們的尊嚴與權益、增進他們的幸福與平安就是最重要的事，任何宗教、任何意識型態都不能使他們活在恐懼與威脅中，更不應該將病人的需要及意願漠視，以道德化或宗教化因素，而行控制之實。

受苦的人們，需要的是愛來滋潤生命、化解痛苦；他們需要溫柔來觸摸靈魂、撫慰生命的傷痛。太多的人帶著驕傲與同情來面對他們，卻渾然不知每個病人其實都是自己生命的勇者及智者，用他們的苦難再次經歷真實人生，也提醒人們愛的真諦與生命的意義。

而我，從中發現許多。

在這本書所記錄的他們，都在我的心中占有一塊小天地，豐厚我的生命養分，滋潤我的心靈土壤。他們所譜成的生命樂章，一遍又一遍給我激勵：愛的工作還不能停止。

愛的工作絕不能停止。

生命再回首

因為所接觸的是關於人面對死亡，與遭遇喪親悲痛，這是人生活處境中，最無解也最難承受之重。正因為物質世界無解，面對到限制，所以人們便轉向宗教尋求一個答案、一個解脫、一個釋放。

即使，我不論到哪裡都強調我是以「社會心理」的專業學科出發，在談人的社會心理需求，及人們如何回應及撫慰，好讓經歷失落之痛的人，可以不要再多承受社會的不理解，而不斷的再經歷更多的傷害。

但到教會場域，我就會被提問，是否有以我的信仰來幫助這些喪慟人信主、歸主。若是佛教相關的人士接觸到我，就要給我一些經文，以佛法來告訴我生死這一回事。

似乎，台灣社會要好好的認識人的心理層面，好好的認識大腦、認識情緒、認識認知、認識心理機制，都會被人直接忽略及否定。從生理層面的疾病（不論是身體疾病或精神疾病）很快的就跳到靈性層面做解釋，或直接歸納做判斷，告知解決方式。卻對一個人的所思所感，還有，他生命經歷的塑造及影響毫不關心及在乎。

信仰，確實可以為我們承載人生的苦難，也能讓心靈憂傷的人有了一份依靠及力量。但以宗教大旗，大張真理旗鼓，罔顧生命的感受，任意的評論生命，甚至視異己者為錯誤，應該大力矯正、勸誡，不就和恐怖主義組織ISIS的思維相似。雖然沒有殘酷的手段，沒有血腥殺人的畫面，但思維的暴力，也是一種暴力，精神上的恐嚇，也是一種暴力。

但戰爭，是無法化解戰爭的，只是勢不兩立的存在。只有愛，可以消除戰爭。也只有愛，可以讓人超越種族、宗教、膚色、性別、語言，共同尊重彼此的存在，平和且願意更多理解的相互善待。

這愛的工作：讓人真正的認識愛，懂愛，成為愛，有能力去愛的工作，至今尚未完成，仍要繼續下去。

【新版後記】

過去生命走過的路，帶我走到現在，而現在我所走的路，引導我走向未來。生命從來不是斷裂的存在，而事件也非單一因素的發生，生命的脈絡總是高潮迭起，生命的故事也總是環環相扣。

因為這本書的新版，我再次有機會回看了這十二年，我走過的生命。我很慶幸，當年病人及家屬的生命故事帶給我的領悟及感動，以及為我生命的覺醒開啟了一扇窗，我這一路以來，都走在這一條路上。即使身分角色轉換，工作範圍及方式也有更多觸角，但我知道，我仍走在喚回人愛自己、愛生命、彼此相愛的道路上。

我深信，自己是因愛而來，因愛誕生。經歷缺乏愛、不懂愛、迷失自我的歷程，我尋找自己，認回自己，試著學習擁抱自己，以愛滋養及修復生命傷痛，並重新陪自己的心靈好好長大。這一路的歷程，有挑戰，有難關，有跌落，有阻礙，同時有幫助，有引導，有陪伴，有鼓舞，有支持。

若沒有當時走在死亡邊境的撞擊及撼動，我想沒有這一路的我，也沒有此刻的我。

生命極其奧妙，當中所發生的事，不論是人們眼中的好事或壞事，不論他人是褒或貶，其實只有自己最深刻感受及經驗。如果可以解構好事及壞事的定義，其實所有的事都只是事；是生命裡的一件事，也是生命的其中一個故事。這些事，都有要告訴你的事，也有要讓你慢慢領會、慢慢明白的事。但是，不能急切，不能不耐，不能想略過跳過，那樣就會錯過，生命所為你準備好的恩典，也會錯過生命要讓你真正懂的——愛的功課。

【新書簽講會】

死亡如此靠近（新修版）

主題：死亡如此靠近

主講人：蘇絢慧（知名諮商心理師、悲傷療癒專家）

時間：2014年12月6日（星期六）晚上7點30分至9點

地點：誠品松菸店3F Forum

（台北市信義區菸廠路88號）

洽詢電話：寶瓶文化／02-27494988（免費入場，座位有限）

國家圖書館預行編目資料

死亡如此靠近（新修版）／蘇絢慧著. --初版. --
臺北市：寶瓶文化, 2014. 11
面；　公分. --（vision；119）
ISBN 978-986-5896-92-8（平裝）

1. 安寧照護　2. 通俗作品

419.79　　103022460

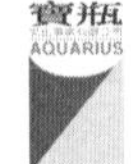

vision 119

死亡如此靠近（新修版）

作者／蘇絢慧

發行人／張寶琴
社長兼總編輯／朱亞君
主編／張純玲・簡伊玲
編輯／賴逸娟・丁慧瑋
美術主編／林慧雯
校對／張純玲・陳佩伶・吳美滿・蘇絢慧
企劃副理／蘇靜玲
業務經理／李婉婷
財務主任／歐素琪　業務專員／林裕翔
出版者／寶瓶文化事業股份有限公司
地址／台北市110信義區基隆路一段180號8樓
電話／(02) 27494988　傳真／(02) 27495072
郵政劃撥／19446403　寶瓶文化事業股份有限公司
印刷廠／世和印製企業有限公司
總經銷／大和書報圖書股份有限公司　電話／(02) 89902588
地址／新北市五股工業區五工五路2號　傳真／(02) 22997900
E-mail／aquarius@udngroup.com

法律顧問／理律法律事務所陳長文律師、蔣大中律師
如有破損或裝訂錯誤，請寄回本公司更換
著作完成日期／二〇一四年十月
初版一刷日期／二〇一四年十一月十五日

ISBN／978-986-5896-92-8
定價／三二〇元

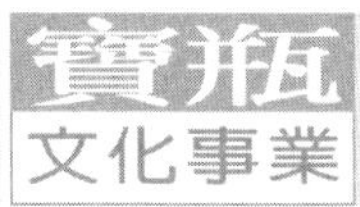

愛書人卡

感謝您熱心的為我們填寫，
對您的意見，我們會認真的加以參考，
希望寶瓶文化推出的每一本書，都能得到您的肯定與永遠的支持。

系列：vision 119　**書名：死亡如此靠近（新修版）**

1. 姓名：＿＿＿＿＿＿＿＿　性別：□男　□女
2. 生日：＿＿年＿＿月＿＿日
3. 教育程度：□大學以上　□大學　□專科　□高中、高職　□高中職以下
4. 職業：＿＿＿＿＿＿＿
5. 聯絡地址：＿＿＿＿＿＿＿＿＿＿＿＿＿＿＿＿＿＿＿
   聯絡電話：＿＿＿＿＿＿＿＿　手機：＿＿＿＿＿＿＿＿
6. E-mail信箱：＿＿＿＿＿＿＿＿＿＿＿＿＿＿
   □同意　□不同意　免費獲得寶瓶文化叢書訊息
7. 購買日期：＿＿ 年 ＿＿ 月 ＿＿日
8. 您得知本書的管道：□報紙／雜誌　□電視／電台　□親友介紹　□逛書店　□網路　□傳單／海報　□廣告　□其他
9. 您在哪裡買到本書：□書店，店名＿＿＿＿＿　□劃撥　□現場活動　□贈書　□網路購書，網站名稱：＿＿＿＿＿＿　□其他＿＿＿＿＿
10. 對本書的建議：（請填代號　1. 滿意　2. 尚可　3. 再改進，請提供意見）
    內容：＿＿＿＿＿＿＿＿＿＿＿
    封面：＿＿＿＿＿＿＿＿＿＿＿
    編排：＿＿＿＿＿＿＿＿＿＿＿
    其他：＿＿＿＿＿＿＿＿＿＿＿
    綜合意見：＿＿＿＿＿＿＿＿＿＿＿＿＿＿＿＿＿＿＿＿＿＿＿
11. 希望我們未來出版哪一類的書籍：＿＿＿＿＿＿＿＿＿＿＿＿＿＿

讓文字與書寫的聲音大鳴大放

寶瓶文化事業股份有限公司

（請沿此虛線剪下）

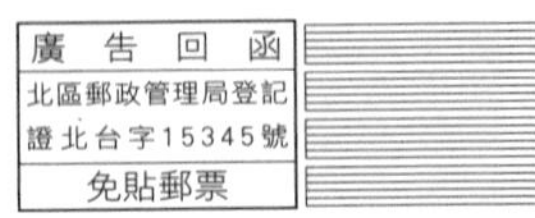

寶瓶文化事業股份有限公司收

110台北市信義區基隆路一段180號8樓

8F,180 KEELUNG RD.,SEC.1,

TAIPEI.(110)TAIWAN R.O.C.

（請沿虛線對折後寄回，或傳真至02-27495072。謝謝）